「看護者に期待されるもの」シリーズ①

言葉の持つ力

《監修》

山 下 文 子

《編著》

橋本和子　荒井葉子　木下八重子

木宮高代　久木原博子　田村美子

ふくろう出版

まえがき
言葉の持つ力

　このたび、「看護者に期待されるもの」シリーズとして、第一巻『言葉の持つ力』を発行することになりました。

　タイトルを『言葉の持つ力』にしたのは、私たちが普段何気なく使う「言葉」というものの持つ力、その影響力を取り上げようとしたからです。「言葉」の力は時に人の人生に大きな影響を及ぼし、生かすことも殺すこともあるのです。

　言葉が持つ力は、それを聴く人に与える影響力のことを指します。それ自体は実体のない言葉が人の心を揺さぶり、行動に駆りたてる ── それが言葉の力です。

　人は時として、心打ちのめされ、バランスを崩し、気持ちの整理ができなくなることがあります。そんな時、あの人のあの一言で、自分の心のバランスを保ち、落ち込んで弱くなった自分を乗り越えられた。あの言葉によって、事を成し遂げることが出来た。あの一言で、自分の人生の方向が変わった。あの時のあの一言で、折れない心でここまで生きてこられた。あの人のあの一言によって、積極的に行動したいと思った。そんな人生経験を持つ人は少なくありません。

　家族の和、仲間の和、言葉の持つ力、あの人のあの一言は、折れかけた心のバランスを保ち、人との出会いと言葉によって励まされ、かけられた言葉で自信をもって日々過すことができ、夢をリアルにする力になり、楽になり、心が落ち着き、楽しくもなります。

　一方で言葉は時に"魔力"を持つとも言われます。独り立ちして、音信が途絶えがちな我が子の身を日々案じていた母親に、ある日突然かかって来た「オレオレ！」の電話に大喜び？して、何も考えずに言われるままに指定口座に大金を振込んだりするのも、ある意味言葉の力と言えるでしょう。

「看護者に期待されるもの」シリーズの初回版として「言葉の持つ力」は、人が人を思いやる心と言葉がこれからの二十一世紀の看護に信念を持って携わり、生きる同僚へのメッセージになればと願っています。

執筆者の方々にはご多用の中、執筆依頼をご快諾賜りこころからお礼申し上げます。限られた枚数の中、すばらしい内容の原稿をお寄せいただきました。平成から令和へと移り変わる節目の年に出版できることは、この上ない喜びです。

本書が多くの人々に読まれ、折に触れて紐解かれ、生きる糧となることを願ってやみません。

最後に、監修としての役割を与え、コーディネートしてくださいました福山平成大学名誉教授・初代看護学部長 橋本和子先生、執筆者の皆さま、ふくろう出版の亀山裕幸氏のお力添えに深謝いたします。

2019年4月20日
特定医療法人社団　宏仁会
寺岡整形外科病院理事・看護部長
福山平成大学看護学部臨床教授　　山下文子

目　　　次

目　　次

まえがき ………………………………………………………………… *i*

健やかに生活するための誓いの言葉 ………………… 橋本　和子　　*1*

言葉の持つ力 …………………………………………… 秋田眞理子　　*6*

心に響く言葉にささえられて ………………………… 荒井　葉子　　*11*

幸せはいつも自分の心が決める ……………………… 伊東　美佳　　*16*

心を開くためのことばの力と教育話法 ……………… 上村　千鶴　　*21*

私の生き方を変える言葉との出逢い ………………… 内山　久美　　*27*

信じることの意味 ……………………………………… 大橋　知子　　*30*

"HOW TO WIN FRIENDS AND INFLUENCE PEOPLE"

………………………………………… 大元　雅代　　*35*

言葉の力 ………………………………………………… 岡　　和子　　*40*

気づかいの言葉と態度 ………………………………… 片野恵美子　　*45*

こころのなかで生き続けることばたち ……………… 木村　裕美　　*50*

私を支えてくれる言葉 ………………………………… 久木原博子　　*55*

正直に生きることの大切さ …………………………… 古賀佳代子　　*61*

言葉について思うこと ………………………………… 才野原照子　　*66*

ケアリングを基盤として生まれる言葉 ……………… 実藤　基子　　*71*

語りかけること ………………………………………… 塩見　和子　　*77*

声かけの大切さ ………………………………………… 杉原トヨ子　　*83*

自分を振り返る万能なる言葉 ………………………… 曽根　清美　　*89*

未来につながる言葉 …………………………………… 田中　亮子　　*95*

励まされた言葉 ‐だいじょうぶ‐ …………………… 田村　美子　　*101*

患者を安心させる言葉の力 …………………………… 檀原いづみ　　*106*

我が子を「かわいい」と言えるには

　　－"かわいい"が促進される子育て支援－ ……………… 津間　文子　*110*

重症心身障害児の身体で語る思い ………………………… 藤堂美由紀　*115*

今の自分を肯定し、導いてくれる言葉 …………………… 中西　順子　*121*

行動変容につながる言葉の力 ……………………………… 中村　雅子　*126*

思いを送り届ける力 ………………………………………… 中吉　陽子　*130*

私が大切にしている言葉

　　－なすところの願いとして　成就せずということなし－ …… 西尾美登里　*135*

看護管理者として目指すもの

　　～「実るほど頭を垂れる稲穂かな」………………………… 長谷川理香　*139*

看護専門職としての「覚悟」………………………………… 林　　由希　*145*

傷とともにその後を生きつづけること …………………… 福若　眞人　*150*

看護師を目指した時の教師からの一言 …………………… 藤井小夜子　*155*

あの時の、あの人の、あの一言 …………………………… 山下　文子　*160*

若者のコミュニケーション能力を向上するために必要なこと

　　～言葉の持つ力を土台とした～ ………………………… 山本久美子　*165*

健やかに生活するための誓いの言葉

福山平成大学名誉教授　初代看護学部長・大学院看護研究科長　橋本　和子

1．緒言

　76歳を迎えた現在、健やかに生活することを一番の目標にしました。朝5時半起床、30分間散歩、朝食は必ず食べるよう心掛け、スピードダウンして衰えを受け入れるための計画を立て、実行に移しています。

　健やかの概念は次の4項目を含んでいます。

1）日本国憲法 第13条　2）WHOの健康の定義（特にスピリチュアル（spiritual）の重要性）　3）看護師の基本的責任　4）QOL

　これらから導きだした健康の概念について以下に述べたいと思います。

2．本論

1）日本国憲法 第13条には、「すべて国民は、個人として尊重される。生命、自由及び幸福追求に対する国民の権利については、公共の福祉に反しない限り、立法その他の国政の上で、最大の尊重を必要とする。」とあります。この中には、健やかな生活をおくるための言葉を生み出す根本が述べられています。

2）WHOは1948年、設立時に健康の定義を提唱しました。その内容は、「健康とは身体的、精神的、社会的に完全に良好な状態であり、単に病気あるいは虚弱でないことではない」とあります。さらに、1998年になって健康にはスピリチュアルが重要であることが追加されました。それは、私たちの生活において、何かしら目には見えないもの、

つまり目的、目標、意欲、希望、達成感、生き甲斐、充実感等、感情領域の存在が健康に影響するという考えからきたものです。有効な言葉がけによって相手に感銘を与え、やる気を出したり、生活面でも注意したり（運動、食事等）、人と人が信頼しあう結びつきが生まれるといった考えも含んでいます。

3）1973年、国際看護師協会は、看護師の責任の一番に健康の増進を掲げています。個人、家族、地域社会にヘルスサービスを提供することが重要になります。病気を予防するために、日常生活において、健康を増進することの業務と調整を図ることの重要性を挙げています。

4）QOLの概要を述べると、QOLとはQuality of Lifeの略でQualityとは「質」の意味です。またLifeとは「生命、生活、人生」の意味です。Quality of Lifeとは、「生命の質、生活の質、人生の質」のことです。生命の質を高めるとは、病気を予防したり、治癒して身体的に健康な日常生活を過ごすことです。生活の質を高めるとは、食事、排泄、入浴等の日常の基本的行為や活動が自力でできること、人生の質を高めるとは、温かい友人を持ち、意味ある生き甲斐があり、興味あることを満たした日常を過ごすことです。

　上記の各項目を満たし、健康な状態を保つためには言葉がけがとても重要な意味を持ちます。そして、日常生活において、仕事と家庭を両立させるためには物理的サポートと精神的サポートが必要です。どちらも不可欠なものであり、仕事に対してさまざまな立場の人から励まされ、夫や両親の援助、職場の勤務調整、自分を理解され、悩みを聞いてもらう等の必要なサポートを得るために、協力者を積極的に獲得し、自発的調整を図り、悩みに対処しながら、割り切って自分の気持ちに折り合いをつけ、心身の安定を保っていくこと。そうしたサポート、エンパワメントを得て、仕事と家庭の両立を図る等、生涯を通して1人の人間として自分らしさを生かしながら環境との調和を図る必要があるのです。ポ

ジティブな声掛けによってお互いに認め合い、人間関係を良好に保っていく必要があります。

　以上のことから導き出された言葉、つまり健やかに生活するための態度と誓いの言葉20カ条をあげてみます。

（1）自分を責めたり、相手を責めることは一切やめる。

（2）そのままの自分に100点満点をつけ、それを基準に手直しをしながら生きていく。

（3）頭の中を空っぽにし、ずうずうしい善人になる。

（4）自分の存在を100％肯定し、自分を生かし、相手も生かす。

（5）いつも笑顔を忘れない。

（6）弱音を吐かない。あきらめない。

（7）他人を叱らない。人格を責めない。

（8）他人と比較しない。

（9）長時間やらない（残業禁止、野戦禁止）。

（10）人一倍働き、勤務時間内はスピードアップして仕事をする。

（11）あるがままの自分を好きになる。

（12）ユーモアを忘れない。

（13）「なるようにしかならんよ。」と開き直る。

（14）友を信頼し、大切な人を大事にする。

（15）信念を持ち、それを貫き通す。

（16）人に感動を与えることができる。

（17）折れそうな心を支えることができる。

（18）気さくで、きちんと受け答えができる。

（19）悩むのは今日だけ、嫌なことは思い出さない、考えない。

（20）あきらめずに目指し続ける。ストレスは避け、楽天思考で言葉を発する。

3. 結論

　考える事はたやすく実行は難しいですが、76歳になった今、何事もスピードダウンして衰えを認め、受け入れています。下山の景色は来た道と違い、下山の歩き方があります。回想が人間不信と自己嫌悪を癒してくれています。

　終わりに前述した20カ条の中から最も自分に適した言葉を考え、今後の行動の指針としていきたいと思います。

① 自分自身に100点満点をつけ、不足している部分を引き、手直しして生きる。

② 嫌なことは思い出さない、考えない。

③ 自分を責めることをしない。

④ 吸うことでなく、吐くことが大事。嫌なことをいつまでも心に留めない。

⑤ 友達もたくさんいる。著書の執筆もできる喜びがある。

⑥ 自分の住んでいる環境を大事にし、利用し、健康増進につなげていく。

⑦ 自由な時間と発想、行動ができることを喜び、健やかに老いることを喜びとする。

⑧ 木や花を愛で、光や風を感じ、庭の石のテーブルでお茶を飲み、和む心地を楽しむ。

⑨ 自分の家の庭には大きい敷石が何枚もあり、築山を登り下りできる。それを利用して四季を感じながら、石の間を転ばないで歩きながら、健やかに過ごす知恵を生み出す。

⑩ 盆栽に水やりをしながら、今日1日無事に過せたことに感謝し、喜びの言葉を発する。

文献

1）橋本和子：ヘルスとヒーリングの看護学、メディカ出版、2003

2）橋本和子：改訂　看護管理マニュアル、東山書房、1998

3）橋本和子：これからの看護管理、メディカ出版、2000

4）橋本和子：改訂2版　これからの看護管理、メディカ出版、2001

5）橋本和子：これからの看護学概論、ふくろう出版、2013

6）杉森みどり他：看護学教育学　第6版、医学書院、2016

7）佐藤富雄：望みがかなう人は楽天思考、中経出版、2006

言葉の持つ力

湘南医療大学 キャリア支援センター 主任　秋田眞理子

たんぽぽみたい…ふわっと明るくて

　看護学生の時のことです。東京都内で看護学生の集いがあり、他校の１年生の女子と出会いました。真っ直ぐな黒髪と強い意志を示す丸い瞳を持つ彼女に私はすぐに惹かれました。「なんて素敵な人なんだろう…。ぜひ友達になりたい。」という思いに押され、まだわからない看護のことを積極的に話した記憶が残っています。その時に彼女から「たんぽぽみたい。ふわっと明るくて…。」と私のイメージを伝えられたのです。その温かい優しい言葉に癒され、励まされ、それ以来、たんぽぽをみかけると、特別な想いで見つめている自分に気づくのです。それまで、そのような癒される言葉をかけてもらったことがなかったこともあり、ずっと心に残っている言葉です。多分、仲たがいしたことが原因で、残念なことに、あれほど憧れた彼女の名前を憶えていないのです。もし、仲たがいせずに今でも交流があれば、こんなにもたんぽぽへの思いを強く持つことはなかったでしょう。

　今でもたんぽぽを見つけると、彼女の真っ直ぐな黒髪と輝く瞳を懐かしく思い出すのです。

学生さんのために生き直してみる

　私は、28歳から看護専門学校の教師として学生と共に看護を実践し、患者様の求める看護とは何かを追求してきました。今までの看護学実習指導において、忘れられない患者様との出会い、学生との出会いがあり

ます。特に印象深い出会いは、基礎看護学実習で出会ったターミナル期の50歳代の男性患者様と、初めて患者様を受け持った男子学生です。

　患者様はウエディングケーキを作る職人でした。腹水の溜まった腹部を見ながら、「もう、ケーキは作れないな。」と寂しそうな笑顔でつぶやいていました。患者様を何とか楽にしたい、笑顔をみたいという一心で、毎日、学生と共にケアを実践しました。初めての全身清拭では、学生はコミュニケーションもままならず、手技もぎこちなく、患者様の表情から、我慢してケアを受けていることがありありと伝わってきました。私は温湯を入れたピッチャーを手に患者様の部屋と廊下を行き来し、50分ほど時間がかかり、何とかケアを終了しました。終了後、学生は、汗びっしょりでした。それでも患者様は学生の清拭を受けて下さり、実習最終日に近づくと、清拭のバックケアでは、うとうとと眠るまでに学生のケアは上達しました。実習終了日に患者様に挨拶に伺うと次のような言葉を話されました。

「俺さあ、最初、学生さん、ホントに嫌だったんだよね。手は震えているし、時間はかかるし…。」

　そうだろうなあと学生と2人で頭を垂れて聞いていました。ところが、

「でも、学生さん、上達したね。上手くなったよ。免許皆伝だね。」

と笑顔でおっしゃり、最後に、

「俺さあ、学生さんと出会って、もう一度、人生を生き直そうと思ったんだよ。そして、学生さんが結婚するときにはウエディングケーキを作ってあげるよ。」

との言葉をいただきました。その言葉をいただいた直後から、学生の瞳からは、涙がポロポロこぼれ、ただただ感謝する姿がありました。

　患者様の「学生さんのために、人生を生き直す。」何と胸を打つ言葉でしょう。その後の学生は、私たち教師が何も促さなくとも学習に励み、現在は病棟の師長としての役割を担うまでに成長しました。

ナンバーワンにならなくていい…
オンリーワンの看護師を目指す

　SMAPの「世界に一つだけの花」の歌に、
「ナンバーワンにならなくてもいい。元々特別なオンリーワン。」
というフレーズがあります。この歌を初めて聞いた時、
「そうだ。学生もこの通りの看護師を目指せばいいんだ。色々な学生が
いる。その学生の個性を生かし、オンリーワンの看護師を目指せばいい
んだ。」
とすんなり納得したことがあります。
　私が考えるオンリーワンの看護師とは患者様に『学生さん』と呼ばれ
るのではなく、氏名で呼ばれることであり、患者様の記憶にずっと残る
ことです。
　そして、学生との出会いによって患者様から、
「あなたに出会えて良かった。」
と言っていただけることであろうと思います。そのような言葉をいただ
けるように、徐々に、
「学生1人ひとりがその人にしか実践できない看護を追求できるよう支
援していこう。」
と、学生と共に看護を考察するようになってきました。
　学生は、看護学実習において様々な経験をします。なかでも、うまく
いかなかったケアを「失敗」と呼び、自己嫌悪に陥ることがあります。
「今日の実習どうだったの？」と聞くと、「失敗しちゃった。」と悲しそう
な顔で言います。でも、
「それを失敗とは呼ばない。学びと言う。そして、最終日に『あなたに出
会えて良かった』と言っていただけるように明日また、良いケアをしよ
う。」
と励ますと、学生の表情は、パーっと明るくなります。そして、学生は

また、患者様に寄り添い、ケアを実践していくのです。
「あなたに出会えて良かった」という気持ちを持っていただけるようにとの想いを折に触れ、学生に伝えるようにしてきました。すると、看護学実習での患者様との出会いからケアを実践した喜び、難しさを経験した学生は、最後には必ず、
「先生、患者様から『あなたに出会えて良かった。必ず、いい看護師さんになってね』と言われました。」
との嬉しい報告が聞かれるようになりました。

　そんな学生とのやり取りを通して、「教育とはまさにオンリーワンの看護師を目指せるような相手の成長を促すこと。」という思いを持つに至っています。

学ぶとは心に誠実を刻むこと…
教えるとはともに希望を語ること

　私は、教師になってからこれまで、学生の学ぶ顔、悩む顔、何よりも看護実践を通して、患者様が喜んで下さったと報告をするときの学生のひたむきさに励まされてきました。時には教師としての至らなさ、未熟さにぶつかり、そのプロセスを通して座右の銘にしてきた言葉があります。それは、ルイ・アラゴン（1979）の、
「学ぶとは心に誠実を刻むこと。教えるとはともに希望を語ること。」
です。困難にぶつかった時には、必ずと言っていいほど、この言葉を思い出し、
「私は学生の成長を促すような支援をしているだろうか。学生に向き合う姿勢は誠実であっただろうか。」
と問い返します。しかし、困難にぶつかった時だけでなく、学生の成長を実感できた時、ともに看護を語らう時もこの言葉を教師としてのコアとして日々学生に向き合う努力をしてきました。

この座右の銘としてきた言葉が、教育実践の場においてのみでなく、日々の生活においても生きているような気がします。

この言葉は、言い換えるならば、相手に「明るく、誠実にむきあうこと」を示唆していると思っています。

生まれ変わりめぐりあうことあるとして、
わたしはあなたがわかるだろうか

今まで多くの人々に支えられてきました。家族、息子、友人、先輩、後輩、学生、そして、かけがえのないパートナー。苦しい時、悲しい時にはいつもそばにパートナーに寄りそってもらいました。

今の私が少しでも学生の成長を促す存在になっているとしたら、このパートナーとの出会いが大きく影響しています。そして、誰かのためにそばに寄り添うことの大切さも教えてもらいました。

もし、今世だけでなく、来世があるとしたら、またパートナーと共に生きたいと願っています。そう思う時、まさに短歌の安倍（2016）の、

「生まれ変わりめぐりあうことあるとして、わたしはあなたがわかるだろうか。」

と心配するのです。でも、希望も抱くのです。

「必ずわかる。生まれ変わっても必ず、パートナーとして出会うことができる。」

なぜなら、かけがえのない時間を共有してきたからといつも自分に言い聞かせています。そして、今日を生きています。

人生とは、人との出会いによってもたらされる幸福があり、そして、その出会いから紡ぎだされる言葉の数々に支えられ、生きていくことなのだと実感しています。

心に響く言葉にささえられて

寺岡整形外科病院 教育課長　荒井　葉子

1．心に響く言葉との出会い

　人生の岐路に立たされている時、様々な言葉に励まされてきたように思います。言葉は、本を読んでいるとき、映画を見ているとき、テレビを見ているとき等、ふと心に響き出会います。そしてその言葉たちは私自身を振り替える時間をくれ、なにか重要なメッセージを届けてくれていたように思います。

　私は、物心ついたときから看護師になりたいと思っていました。他の職業をあまり考えることなく過ごしてきたように思います。例えば、高校を選ぶときなどほかの選択肢を考えることがなく、看護師になるにはどこの学校へ行けばいいのかと考え決断していたことを思い出します。そうして看護師になり、ただただ夢中に仕事をしていたように思います。はじめは夢が叶い、嬉しく感じ、素敵な先輩看護師の方々を見てあのようになりたい、こんな看護師になりたいと夢と希望をもって仕事をしていました。患者さん達やそのご家族の方々とのかけがえのない出会い、おこなった看護に対して感謝の言葉を多くいただくこともあり充実した日々を送っていたようにおもいます。

　しかし、仕事にも慣れて中堅といわれるくらいの年数がたち多くの後輩を持つ看護師になったとき、現実と理想の看護の解離を感じ、ふとむなしさが生まれてきました。私はこのような仕事がしたかったのだろうか。今の私はなにを理想としているのだろうか。その時は、時間に追われ、患者さんたちのケアをしてはいるものの決まったことをこなしてい

るだけの日々だったような気がします。中堅になると仕事も増え、ゆっくりと患者さんたちと向き合うことができない日々。注射、採血、清潔ケア、排泄ケア、検査等々めまぐるしく働き、気づくと終業時間をとっくにすぎており疲れ果てて帰る日々。今まで自分が夢として追ってきたものがなんだったのかわからなくなってきていました。

　そのような時に出会った言葉が「牛歩のごとく」です。これは松下幸之助氏の言葉で、

「あとずさりせず、一歩一歩、牛歩であっても進んでいかねばならない」

といった内容でした。"きのうよりきょう、きょうよりあす" と松下幸之助氏は言いました。この言葉で、懸命に仕事をして充実感を味わえる日々を地道に重ねるなかで、きのうの自分より、きょうの自分は一歩でも進化していると実感できる人生を歩むことが大切なのだ、と語りかけてきました。私は看護師になりただただ突っ走ってきたように感じました。しかし今の私はまっすぐ前にすすんでいるのか、一歩一歩確実に前に進んでいるのだろうかと考えました。「充実感を味わえる日々」なぜ日々好きな仕事をしているのに充実感を感じることがないのか、後ずさりしそうな毎日を感じ、これではいけないと考えた瞬間でした。もう一度原点を振り返る時間が必要ではないかと考えさせられました。牛歩のごとくゆっくりと確実に目的にむかって一歩一歩前に進んでいきたいと思うようになりました。

　この言葉をきっかけに、自分の進んできた道を振り返り、もう一度看護を学ぶことを考えました。運よく私が働いていた近所に大学院ができ、そこで看護を学ぶ時間を得ることができました。

2．看護とは何かを改めて学ぶことにより出会った言葉から

　看護とはなにか、ゆっくりと考える時間を得ることができ、様々な本をもう一度読むことで看護を改めて考えさせられました。看護学生の時

に読んだであろう様々な看護の理論家の方々の言葉たち、それはその時の私に多くのヒントを与えてくれたように思います。

　やはり一番に響いたものは "NOTES ON NURSING 〜 WHAT IS, AND WHAT IS NOT." まさにこの本で看護とはなにか、もう一度考え直すことができました。今までの自分の看護を振り返ってみると、看護ではなく業務をこなしていた日々だったのではないかと反省しました。日々、忙しくしている業務であってもそれを看護としてとらえ患者さんたちに看護を提供していたならば、辛く感じることもなく充実した日々を過ごせていたのではないかと考えさせられました。

　さらに、この本を読み進んでいると、学生時代の記憶が呼び起こってきました。私の恩師である石渕夏子先生は、

「看護はアートである。看護は美しくなければいけません」

と、学生時代、常日頃先生はこの言葉を私たちに伝えてくれていました。その時の私は、先生のこの言葉の意味は十分に理解できませんでした。しかし、看護を再び学ぶことで先生のこの言葉は私の中で輝いてきました。その時から石渕先生の教えは、いつも私の中にあり看護を提供するうえで常に「看護は美しく」きちんとできていますか？と語りかけてくれています。例えば、私自身の身のこなしひとつひとつ、変えたシーツ、清潔ケア、患者さんとの関わり等々、いつも私の看護は美しいだろうかと振り返ることを心掛けるようになりました。

　大学院では、看護学生時代に読んだ本などをもう一度紐解き学びなおすことや、各理論家の看護を学ぶこと、勉強会・各学会へ参加し学ぶ機会を持つことができるようになりました。このように様々な機会により看護の学びを深めることで、看護の素晴らしさを改めて感じました。また、自分が進んでいく路の方向性も示唆してもらえたような気がします。さらに、この時期とても大切な親友ができ、彼女からも学ぶことの大切さ、面白さを教えていただきました。彼女は、

「学ぶって素晴らしい。普段何気なく耳に入ってくる言葉もいろいろな

勉強をしているからふと身に染みる言葉として受け取ることができる」
と教えてくれました。ただひたむきに進むことが大事な時期もあります
が、その意味をきちんと捉えて進んでいくことも大切なことがわかりま
した。さらには、自分がアンテナを張っていないと言葉の力は見逃され
てしまうことも実感させられました。

3．これからの時代を生きていくうえで大切な看護

　今、時代は平成から新しい年号が始まろうとしています。IT社会は、
目まぐるしく変化を遂げています。数年前には存在しなかったサービ
ス、製品が市場に出回っている状況です。社会はAIの利用が一般的に
普及していくことが予想されます。看護の世界でも、AIが得意な部分
をいかに切り出して効率よく仕事を進めていくかといった時代に入って
いきます。看護はAIとの発達・共存が期待されます。そういった時代の
中で、看護職の人間力が問われることとなるのではないかと思います。
AIの発達した時代に看護職でなければできない仕事は、人として人を
支えることです。

　看護師は、対象者の気持ちを表情、しぐさ、言葉から察し対象者の
ニーズをとらえています。P. ベナーは、
「気遣いや関心を持って接することから始まり、看護を提供する課程で
他者と関与し、他者に看護を提供することで自身の意欲向上に繋がり自
己研鑽に繋がるという一連の過程がケアリングである」
と説いています。つまり、「気遣う看護」をケアリングの実践と捉え、感
情や情動といった目に見えない感覚的なものだけでなく、患者さんの安
心・安全・安楽の向上を目的とした治癒過程の促進を目指す看護行為そ
のものがケアリングであると考えます。看護師はそれを実践していかな
ければなりません。私たちがAIに乗っ取られないようにうまく共存し
ていくためには、看護とはなにかを常に考え、人として人を支えていく

必要があるのではないでしょうか。

　時代に翻弄されることなく一歩一歩確実に前に進み、私は今行っている看護は美しいだろうか、と問いながら、懸命に看護をして充実感を味わえる日々を地道に重ねていきたい。きのうの自分より、きょうの自分は一歩でも進化していると実感できる看護を提供できるようになりたいと願っています。

幸せはいつも自分の心が決める

福山平成大学 看護学部看護学科 准教授　伊東　美佳

1．人間と言葉

　ヒトが言葉をあやつれる第一の理由は、高い知性を実現する脳があるからです。ヒトの大脳皮質には、「運動性言語中枢（ブローカ中枢）」と「感覚性言語中枢（ウェルニッケ中枢）」とがあり、ブローカ中枢を損傷すると言葉が浮かんでも正確な言葉を話すことができなくなり、ウェルニッケ中枢を損傷すると聞いた言葉を理解できなくなります。これらの言語中枢は霊長類に共通して存在していますが、ヒトは直立歩行という進化により、神経回路と言語器官である喉頭を改良（口頭腔と咽頭腔が変異）しました。

　ヒトがもつ高い知的能力や文化の獲得には、言語体系の存在の理解とその使用が不可欠であったといわれています。なぜならば、自分が獲得した知識や体験した感情的な思いを他者に伝えることで情報を共有でき、また、言語という抽象的なもので思考することそのものが脳を発達させたからです。ヒトの高い言語的コミュニケーション能力こそ、他の霊長類にはない人間の特徴だといわれています。

　JICA（独立行政法人国際協力機構）で海外に赴任していた友人が「後進国と先進国の違いは、自分が発見した知見を独り占めしようとするか、他者と共有しようとするかにあるように思う」と何気なくつぶやいた言葉が印象強く残っています。彼女が語ったのはこれだけですが、私は「独り占めするような者が多い体質では発展しない」と受け止めました。知識や感情を含めた様々な体験を伝えることが発展のために必要であり、「伝える」「共有する」ために言葉は重要です。言語的コミュニ

幸せはいつも自分の心が決める　│　17

ケーションにより、情報を自分だけのものとせずに共有したものが「ヒト」に進化し、言語的コミュニケーションが持てず、情報の共有に限界があったものが類人猿にとどまったのです。これこそが、今回『言葉の持つ力』というタイトルを考える時、霊長類の中で「ヒト」に進化させた、「言葉の力」の根源的な部分だと思います。

2．様々な言葉との出会い

1）10代の頃：「風鈴が美しい音色を奏でることができるのは風に逆らわないから」

　人生は順風満帆とはいかず、人生の節目節目、自分自身の不十分さと向き合う中で、きっと人は様々な言葉に支えられ、変化してきたのではないでしょうか。

　私が、最初にそのような「言葉」を認識したのは10代でした。両親の不仲な状態とそれに伴う離婚、弟との別れにより、10代の頃の私の心理状態はとても不安定であったと思います。複雑な感情を抱えている時に、尊敬する先輩から手紙で贈られた言葉が「風鈴が美しい音色を奏でることができるのは、風に逆らわないから」でした。色々な解釈があるでしょうが、この言葉が綴られた手紙を読んで「マイナス方向にもプラス方向にも変に頑張りすぎない。怒り・悲しみ・寂しさなど、自分の心のうちにある思いを否定する必要はなく、自分を認め素直であればよい。しかし、柔らかい心持ちでいよう」と語りかけられ、背中と心を撫でられたように感じました。この言葉は深く私の心の中に畳み込まれ、その後の人生の様々な選択を迫られる場面において大きな影響を受けてきたように思います。

2）20代の頃：「こころよく、我にはたらく仕事あれ、それを仕遂げて
　　死なんと思う」

　これは石川啄木の短歌です。啄木がこの歌を詠んだように、生きがい
のある仕事を求め、それに人生をかけたいと願う人は多いことでしょ
う。看護師そして助産師に進学する小論文の冒頭に必ず用いたのがこの
短歌でした。例え、課題のテーマが何であろうと、無理やりこの歌にこ
じつけるように書き進めた思い出があります。

　マズローは「人間は自己実現に向かって絶えず成長する」と仮定し、
人間の欲求を５段階の階層で理論化しました。その階層の最も上部にあ
るのが「自己実現」であり、自己実現とは一言でいうと「なりたい自分
になる」ということです。「なりたい自分」は総合的な自分であり、「仕
事」は自己実現の一部であると考えます。私はこの歌の「仕事」を「職
業」とは捉えておらず、どのようになりたいのか、どのように生きたい
のか、自己実現に向かい、自己実現の欲求を叶えようとする状態を歌っ
ていると出会った時からずっと捉えています。

　自己実現という欲求を叶えて人は心から幸せを感じるといいます。仕
事が自己実現の一部であるのなら、自分が関わる仕事に価値や意味を見
出せることが重要です。看護教員として知識や技術を教える立場にあり
ますが、それは樹木の枝葉の部分であり、最も重要な幹の部分、つまり
看護の面白さややりがい、そこに身を置くことで感じた価値や意味を学
生に伝えることが最も重要だと考えます。これこそが、20代から約40年
近く経った現在の私の「こころよく、我にはたらく仕事」の内容です。

3）現在：「しあわせは、いつも自分の心が決める」

　３年前に弟が事故に遭い、現在も意識が戻らない状態です。幼い頃に
離れた弟でしたが、弟の就職をきっかけに交流が始まり、２年近く私の
夫や息子と一緒に暮らす時間を得ました。

　私の人生の終わりまで、弟とはずっと色々な話をし、沢山の時間を過

ごすものと思っていましたが、弟の事故は「今日と同じ日が、明日来るとはかぎらない」という、なんとなく考えることはあっても、自分と関係するとは思ってもいなかった現実を私に突き付けました。

　母方に似て大柄で、野球選手として立派な体格だった弟の体がどんどん小さく固まっていく。受け入れられない事実に、不意に大声で泣きたくなる。そんな日々の中で、今までも何度か考えたことはありましたが、より深く「しあわせとは何だろう」と問うことが多くなりました。そして、「今、突然にこの命が途絶えても、後悔はない時間を過ごしているだろうか」と考えています。

　社会の中で生きていく以上、他者からの評価や言動に惑わされますが、結局、しあわせかどうかは自分自身の感じ方です。全ては、目の前の出来事や、自分自身の在り様をどのように捉えるかによります。幸せになるために大切な言葉であると、現在、何度も何度も繰り返して心に問いかけている言葉です。

　こうして、人生の中で出会い、大切にしてきた言葉を振り返って見ると、冒頭の内容で述べたように言葉は「抽象的」であるという特徴を実感します。言葉は現象を正確に伝えてくれるものではなく、受け手の心の状況によって意味や内容が変化するものです。

　発せられた言葉を受けとめているのは心です。そのため、言葉は心に起こるあらゆる感情に沿い、あらゆる感情を引き起こします。この言葉の特徴こそが「言葉の持つ力」であるように思います。

　最後に、「言葉を受けとめるのは心であるという」特徴を考える時、マザーテレサが残した次の名言が思い浮かびます。人生を生きる上での指針となるような言葉だと思います。

思考に気をつけなさい　　それはいつか言葉になるから
言葉に気をつけなさい　　それはいつか行動になるから
行動に気をつけなさい　　それはいつか習慣になるから
習慣に気をつけなさい　　それはいつか性格になるから
性格に気をつけなさい　　それはいつか運命になるから

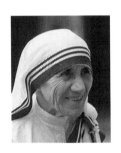

心を開くためのことばの力と教育話法

安田女子大学 看護学部看護学科 講師　上村　千鶴

1．人を慮る「無言」のことばの力

「わしゃ食わん。食わん言うたら、食わんのじゃ！」

　ある夏の日の夕方、老人保健施設の３階の居室で廊下にまで声が響きました。職員は、夕食のため食堂に患者さんの誘導を行っていました。しかし、１人の老女Ａさんは、しきりに食事をしないと言い張り、介護職や担当看護師を困惑させていました。応援要請を受けた私が傍に行くとＡさんは、車椅子に乗り部屋の前で眉間に皺を寄せていました。

「またお前ら騙してご飯を食べさそうとしているな。食わん！」

　私がＡさんに声をかけると、「またひとり来たか」と厳しい眼差しで声を荒げました。Ａさんは、普段から気丈でしっかりした方でした。しかし30数キログラムしかない小さな身体は、何か思いを告げるように肩でハアハアと息をして、頑なに食事を拒んでいました。食事時間が過ぎ太陽も西に傾きかけたころでした。私は、口を真一文字に閉ざして歯を食いしばっているＡさんを見ていると、

『Ａさんがどうしてここまで心を閉ざして食事を拒んでいるのか。何がそうさせているのか…どうして…なぜ…』

と、Ａさんの心がとても辛く思えました。頑ななＡさんを思うと、単に駄々をこねているのではないと感じました。無言の時がどれぐらい続いたでしょうか。それと同時に私は、そんなＡさんがとても愛おしく、愛おしくその小さな身体を抱きしめたくなるほど愛おしく感じました。次の瞬間Ａさんは、

「あんただけじゃ、わかってくれたのは…。ご飯食べようか、行こう」

と言って、自分で車椅子をゆっくり漕ぎ始めました。私は何ひとつAさんを理解したわけではありませんでした。しかし、Aさんと私の無言の時の中でAさんを思う心の声が、Aさんの心を動かしたのではないかと推察しました。後に聞いた話では、その日の夕方久しぶりに息子さんの面会が予定されていました。しかし、息子さんは都合で来られなくなり、その苛立ちが食事をしたくない気持ちにさせたと解りました。その数日後Aさんは、呼吸状態が悪化し、「世話になったね」の穏やかなことばを最後に昇天されました。何も言わなくてもただ傍にいて、相手の心を慮る無言の心の声が、人を尊重して心を動かしていくことばの力になると感じました。

2．あなたを知るため「私でない人」へのことばの力

「私は、私ではない人に
　私であることを伝えるためには、
　私でない人のことを
　尊重しなくてはならない」

「あなたでない私が
　あなたであることを受け止めるためには、
　私でないあなたを
　尊重しなくてはいけない」

　このことばは、大学時代達富洋二先生（現佐賀大学教育学部教授）の教育学演習の教育話法の講義の一節です。この一節の「私でない人」は、学生または患者さんということばを入れ替え考えることで、コミュニケーションにおける対象理解ができることを示しています。つまり、この授業では、人と関わる際、まずは相手を知りいかに相手を尊重しなけ

れば、人は私という自分を理解してもらえないというコミュニケーションの成立における対話の学習です。例えば、1節の看護現場でのAさんとの関わりの場面に「私でない人」を当てはめてみました。この事例の食事を拒否する患者の看護では、栄養を摂取するための食事の援助でなく、食事を拒否する行為を尊重することが、患者の食事をする看護に繋がった事例です。食事を拒否するAさんに対して私は、「あなたでない私があなたであることを受け止める」ために『無言』というコミュニケーションを活用してAさんを受け止め、理解しようとしました。結果、『無言（沈黙）』というコミュニケーション[1]は、Aさんを尊重した対話となり、「私でないあなたを尊重しなくてはいけない」という対象理解をもたらした事例のひとつとなりました。

　また、私の現在のフィールドである教育現場に置き換えてみますと、「教員は教員でない学生に授業内容を伝えるためには、まず学生を尊重しなければならない」、また、「教員が、学生を受けとめるためには、まず学生を尊重しなくてはならない」ということになります。

　次の場面は、膀胱癌末期で癌告知を受けながら患者が生きる望みを強くもち、激しい痛みに苦しんでいる患者の学生カンファレンスの一場面です。受け持ち学生は、患者の問題点を＃1ペインコントロールが困難であると挙げてきました。しかし、終末期の痛みは薬に任せそれ以外に何をしてよいのかわからない状況であることに沈黙が続いていました。学生同士でディスカッションを進めるうち、受け持ちでない学生は、「あ〜わかった」など痛みのコントロールに焦点を当てるのでなく、痛みをコントロールすることで少しでも安寧な生活を送ることができればいいという問題解決に繋げていました。しかし担当学生は、その意見に納得していませんでした。反応は、「よく分かることは分かるんですけど…でも〜昨日一生懸命考えたんですよ」と声のトーンが高くなりました。私は、午後の検温の時間が近づいたため学生の話が最後まで終わらないうちに、学生を納得させるため、「看護用語では何と言いますかね」

「教科書にも書いてありましたよね」とことばの語尾に「よ」「ね」の命令・確認など念押しや駄目押しのことばを使用して説得をしました。勿論学生は、返答できず話の内容を切り替えました。高橋[2]は、「説得には、聞き手の主体性が必要なのである。充分な理解をふまえた、自主的判断が求められる～中略～それならやってみようという心の動きが大切なのだ」と述べています。この場面では、"昨日一生懸命考えた"という担当学生のこのことばをまずは尊重し、悩みながら考えた学生を一言ねぎらう教育話法つまりことばの力があれば学生の思いを理解できたのではないかと推察します。教員である私は、学生を尊重する前に納得させるための説得という非効果的なことばの力を使うことにより、学生の納得していない気持ちの本質に気付くことができませんでした。結果、末期がん患者の対象理解を考えた上の看護上の問題に結びついたか最後まで曖昧さが残ってしまいました。学生はあくまで学生であり、教員が求める知識や経験がありません。そのため教員目線でいくら説明しても、到底教員が求める答えは得られないということです。したがって、学生を理解するには、まずは、学生の持つレディネスを十分尊重した教育話法、すなわちことばの力を活用することが学生の心を開く対話に繋がると考えます。

3．ことばの力を備えた教育話法

　私の専門である基礎看護学の講義中の場面では、連続的に専門用語を使用した場合に、ことばの難しさから、学生の集中力が散漫になることがあります。そのような時には、日常使用する生活話法に切り替えて話すことで、講義に対して関心を強く示してくれます。また身近な体験談を含めて話しますと、看護実践の内容が具体的にイメージでき学生の眼が輝いていることに気が付きます。つまり、意図的に教育話法と生活話法を使い分けることで、ことばの力がより強くなり学習に対する興味・

関心を引きだす手立てとなります。ただし生活話法のことばを放つとき
の教員の心情として、専門分野においての経験上の自分自身が感動した
ことや感銘したこと、また強く心に残ったことを、これは"伝えてやり
たい、伝えたい"という思いを持っていることが前提です。言い換えれ
ばここでの話法は、教員の教育的自覚に基づいてのことばが学生に反映
すると考えます。野地[3]は、「対話の行為は、善意・思いやりに基づき、
話し手の行動と表現（ことば）にどれだけ心（真情）がこめられている
かが重要である」といい、"ものいい"は人なりと的確に示しています。
学生は、講義の話に期待を込めて聞いています。そのため、その期待が
外れないよう教員は努力していく必要があります。その根底には、こと
ばに誠実性を欠いてはならないこと、また、その誠実性が学生の傾聴と
いう気持ちが向上し自然に集中できるようになります。教員側の真摯な
態度と、責任ある努力により教育話法は成立します。

　この期待を裏切らないためにも、ことばを単に発するのでなく教育話
法を自覚し活用していく必要があります。些細なことばの1つが教育上
大きく影響を与えることがありますし、ましてや大学教育となる成人を
対象にする場合、教育話法は互いを尊重し理解するうえでも重要である
と考えます。ことばは、相手に受け取られて初めてことばとして成り立
つため、どのように学生に理解されたかが問題となります[4]。何度も同
じことを言ったり、年齢にそぐわない話法では、聞く気にさせないので
す。

　達富[5]の言う教育話法は、教育者として「教えるということ」に誠実
に向き合い、「教えるということ」を丁寧に続け、「教えるということ」
に責任をもつことであり、心豊かな人間性とその人の人格からにじみ出
ることばの力であると考えます。それに加え看護の場面においては、人
の命の尊さを知り、どんな状況でも看護者として手を差し伸べられる勇
気を持つことです。人の命を預かることの厳しさ【厳格性】と、見返り
を求めず患者を理解し看護を提供していくことの【博愛性】をもち教育

していくことを忘れてはいけないと考えています。しかし、その厳格性と博愛性をはき違えた威圧的な話法にならないように、人間味のあることばの力を備えた教育話法を心掛けていくことが寛容です。

文献

1）アーネスティン・ウィーデンバック／キャロライン・E・フォールズ 著、池田明子 訳（2007）効果的な看護を展開する鍵Communication──Key to Effective Nursing、日本看護協会出版

2）高橋俊三（2006）教師の話力を磨く　子どもの知と心を拓く話し方・聞き方、明治図書

3）野地潤家（1996）教育話法入門、明治図書

4）中西進（2006）言葉の力、文藝春秋臨時増刊号

5）達富洋二「学びどき・教えどき」

　http://saga-u.tatsutomi-lab.com/（2018. 11. 15閲覧）

私の生き方を変える言葉との出逢い

前 純真学園大学 保健医療学部看護学科 教授　内山　久美

「主体的に"あきらめ"る」

　この言葉は、ある病名の患者さん達から教えていただいた、私の人生の生き方を変える言葉です。

　その病名は、筋萎縮性側索硬化症（以下、ALSと略す）の患者さんです。私が、ALS患者さんと初めて出逢ったのは、看護師になり5年目の時でした。今から25年ほど前のことです。当時、難病患者は難治性という特徴から主に国の医療機関で療養生活を送られていました。

　看護師になって初めてALS患者さんのプライマリナースとなった私は、学生の頃、教科書の1ページの半分程度にしか載ってなかったその病気について、とにかく調べました。調べていくうちに、原因不明、治療法がない、難病中の難病と呼ばれるこの病気の予後にショックを覚えました。しかも、当時は人工呼吸器も着けたら外せないとわかっている病気には着けるという選択権すらありませんでしたから、呼吸筋麻痺が来れば間違いなく死に至る、という非常に残酷な病気でした。

　2000年に介護保険制度が導入され、国の政策の1つに難病患者の療養生活を在宅へ移行するという方針の中、非常にコンパクトになった人工呼吸器のレンタルや訪問看護の充実、リハビリテーションの診療報酬の獲得、痰吸引が第三者にも認められヘルパーの活躍等々でALS患者さんの自宅療養が可能となり、患者のQOLは十分ではありませんが高くなってきていると思います。また、全世界で話題となった「アイスバケツチャレンジ」や人気俳優が演じた「僕のいた時間」などのTVドラマの影響により、その病いの認知度も急上昇し、今ではALSという名前だけは知っている、という人が多くなってきたように感じます。

初めて会ったALS患者さんの看護から、私はその病いを生き抜く患者の強さに惹かれ、患者のQOL向上の糸口を探るべく調査を始めました。当時は医療機関での調査に対し、看護部の理解を得ることが難しく、在宅療養中の患者さまとご家族に対し、ボランティアを続けながら療養生活において、特に患者の体験世界に主眼を置き、インタビューを行ってきました。

　その中で、共通していたことがいくつかありましたが、その中の1つに、「主体的に"あきらめ"る」という言葉がありました。"あきらめ"という言葉は漢字で"諦め"と書きますが、この"諦め"を広辞苑で調べると、「思い切る。仕方がないと断念したり、悪い状態を受け入れたりする。」と明記してあります。このように、一般的には"諦め"るということをネガティブに捉えがちではないでしょうか。しかしながら、ALSという病いを生き抜く患者の体験世界では、「目が覚めるかどうかわからない」明日を考えることよりも、「現在を精一杯生きる」ことの方が主体なのです。しかし一方では、「現在が永遠になる」と時間の経過の長さをたとえられました。

　看護界の大先輩である紙屋克子先生は、看護の力で奇跡的な回復をみせる脳血管障害をもつ患者の看護に対し、「決して諦めない看護」を唱えられましたが、このように、病いをもたない身体では決して表現しないであろう生きることを"諦め"る、という言葉は、ALS患者にとってポジティブな意味をもつことが明らかになり、あえて、平仮名で"あきらめ"る、と表現することにしました。

　多くのALS患者さんの生き方の共通点は、"利他に生きる"ことでした。それは、自分にできること、自分に求められること、自分が必要とされていること、に応じる生き方でした。私は、ALS患者さんと出逢ってから今日まで、より時間軸を細分化した生き方をするようになり、その時間軸をより他者に合わせるようになりました。"利他に生きる"ことが、おそらく自分の役割であり、自分の自己実現でもあると感じていま

す。そして、「現在を精一杯生きる」ALS患者さまとご家族のQOL向上
のための支援を続けることが看護者であり、研究者である私の使命であ
ると思っています。

　私は、生きることを「主体的に"あきらめ"る」ALS患者の看護を、
決して"諦め"ません。

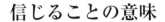

信じることの意味

前 純真学園大学 保健医療学部看護学科 講師　大橋　知子

1．言葉との出会い

「天才（才能）とは、自分自身を、自分の力を信じることだ」

ゴーリキ

　この言葉は、ゴーリキの「どん底」という戯曲の中の一節です。

　洞穴のような地下室で男爵くずれ、役者くずれ、錠前屋くずれなど、本物になれない人たちが暮らしています。ある日のこと、地下室の住人の1人、役者くずれが

「いいかい立役（主人公）に必要なのはな。天才ってものは自分を信じるものなんだ。自分の力を信じる事ができるかどうかってことなんだよ」

と洞穴の住民たちに話します。

　洞穴で暮らす本物になれない住民たちは役者くずれを冷やかし、馬鹿にし、何もなかったように振る舞います。私はこの言葉と出会ったとき、娘が通う英語教室の先生のお話を思いだしました。

　娘が英語教室に通い始めてから1年が経った頃、先生より英語検定試験の受験を勧められました。1回目2回目と受験しましたが、娘はなかなか検定試験に合格できませんでした。3回目の検定試験結果が不合格であると知った時、私は

「娘には、検定試験を受けるだけの実力がないのではないでしょうか。もう少し力をつけてから受験したほうが良いのではないでしょうか」

と先生にお尋ねしました。

「お嬢さんの実力は十分にあると思います。しかし、よくあることなの

ですが、自分に自信がないと最後に間違った答えに〇をつけてしまうのです。お嬢さんは自信がないところが問題だと思います」
と先生は言われました。
「どの様にすれば自信がつくのでしょうか？」と問うと、
「問題集を何回も、何回も解いて、自分に自信をつけるしかないですね」
と言われました。
試験を何度受けても不合格となり、これ以上やる気がそがれるのであれば、受けさせない方が良いのではないかと、見当違いのアプローチを考えていた自分に気に付き、ハッとさせられました。
　私は娘自身が納得できるだけの学習ができていないまま、検定試験に臨んでいることを知っていました。娘は試験2、3日前から焦り、勉強をはじめていました。問題集を最後まで解答していないことに焦り、当日を迎えていました。
「その状況では受かるはずはないだろう」と私は感じていました。
「これでは受かるはずはない。もっと頑張らないといけない」
と私は娘に言っていたと思います。私の態度から娘は感じとっていたかもしれません。また、私が思う以上に娘は、
「これでは受からない。もう絶対に受かるはずはない」と思い当日を迎えていたでしょう。
　この経験を通して、問題集を何回も繰り返し解く目的に気づきました。問題集を解くことは、試験内容を理解する意味もありますが、それ以上に「これだけ私は頑張ったのだから、試験に落ちるはずはない」と思えること、つまり自分への自信をつけることにつながるのだと思いあたったのでした。
　私は「自分の力を信じることができていますか」と問われたように思いました。

2．看護における自分の力を信じる意味とは

　看護の場面ではどうでしょうか。看護学生は環境整備から始まり、バイタルサイン測定、清拭、洗髪、おむつ交換、食事介助とたくさんの技術を習得することを求められます。

　学内演習を行なっている時
「先生、患者さんは様々な人がいて、病院が違えば方法も違うのに、こんなに練習しても、この技術本当に役に立つのですか」
と尋ねられることがあります。

　学内において看護援助が学生同志で実施できていたとしても、患者さんに援助する場になると、学内でしていた様にはできないことはたくさんあります。

　看護技術を習得するためには、まず実施してみて、本で確認し、できなかった箇所や分からなかったところを明らかにし、また実施する。ひとつひとつの技術に対して、地道な過程を経なければ看護技術は習得できません。限られた時間の中で、地道な過程を経るからこそ、患者さんに実施するとき、自分に対する自信が生まれるのです。

　患者さんは自分の前に立っている学生が、看護援助をするためにどれほどの努力をしてきたのか見抜かれます。
「先生、あの学生さんはいいよ。一生懸命だもんね。手際が悪くてもよくやってくれる。」

　不思議と自分自身を信じることができると、どの様な困難なことが起っても乗り越えられるのです。

　また、自分が看護技術を習得したと思えた経験があると、習得方法は理解できています。この経験によって、違う状況が起こったとしても、短い間に患者さんの個別性を考慮して、必要な援助を提供できます。

　学内で看護技術の練習をせず中途半端にしていると、自分自身を信じられず、大きく落ち込んだり、方法がわからずパニックに陥ったりして

しまいあらぬ方向に失速してしまうものです。

「恐れを抱いた心ではなんと小さなことしかできないのでしょうか」
ナイチンゲール

　恐れを解決するためには、その原因となっている看護技術への自信のなさや疾患や検査などについて勉強していくしかありません。
　当たり前だと思われることかもしれませんが、「怖い、怖い」と、不安ばかり抱いていても解決にはつながらないのです。一歩踏み出し、自分に自信をつけるために何をすべきか、まず紙に書いて1つずつ解決してみてはどうでしょうか。

3．今後につなぐ言葉

「医療はね、日々変わるんだよ。今、正しいと言われている事が数年先には間違っているってこともある。でもね、その時に最善のことをできているかどうか、自分に問うた時に『できている』って言えるかどうかだと思うんだ。そうしないとね、お産の介助なんてできなくなっちゃうよ」

　私が助産師として働き始めた頃、産科医長からいただいた言葉です。働き始めた頃私は今、行なっている援助が数年の間で変わるなど、想像もしていませんでした。
　私が学生であった時分娩室に入る際には、分娩室用のガウンに着替え、分娩室用のスリッパに履き替えていました。しかしその数年後には感染予防としての根拠がないということが明らかにされ廃止されました。分娩室用のガウンやスリッパと同様に、多くの医療行為や援助の真偽が検討され、根拠のない行為は医療現場から消えています。特にこの数年は変化が激しいと感じています。医療現場で働いていると変化の速

さを実感されるのではないでしょうか。

　正しいことと最善のこととはイコールではありません。私たちがわかっている事は真実のほんの一部です。その様に考えると、自分自身を信じ、恐れを抱かず援助する事は難しいことの様に思います。

　最善のことをできているかどうか、自分に問うた時に『できている』と言える援助を実施するために、今できる最善と思える行動をとってほしいと願います。

"HOW TO WIN FRIENDS AND INFLUENCE PEOPLE"

福山平成大学 看護学部看護学科 講師　大元　雅代

1．人生を変える贈り物

"HOW TO WIN FRIENDS AND INFLUENCE PEOPLE" とは本のタイトルです。この本はディール・カーネーギーが1936年に出版したもので、世界中で翻訳され1,500万部以上のベストセラーとなっています。日本では『人を動かす』というタイトルで訳され、1958年に第1版が発行されて以来24年間で169刷を重ねるほど多くの日本人が手にしています。

原作者ディール・カーネーギーは数々の職につきましたが長続きせず、大学時代に劣等感を克服するために研究した弁論術を活かし、アメリカにおける成人育成、人間関係研究の先覚者となりました。最終的には「ディール・カーネーギー研究所」の所長として、話術ならびに人間関係の新分野を開拓した人物です。彼は講習会や大企業の社員教育にあたる中で、人間関係について役立つ書物がないため、自ら新聞、雑誌、裁判記録、心理学書、哲学書、人間関係の問題に関連のある書物をかたっぱしから調べ、さらに多くの各界の名士に直接聴いた談話を集めて本を作りました。それをまとめたものが "HOW TO WIN FRIENDS AND INFLUENCE PEOPLE（人を動かす）" として本になったのです。

私は手作りの夕食をご馳走したお礼にこの本をいただき、読むことになりました。贈り主は外資系の保険会社に勤務されるファイナンシャルプランナーで、日本全国に顧客を持って大活躍しておられる方です。

その当時、このような自己啓発のような本を読んだことがなく、非常に衝撃を受けたことを今でもはっきり覚えています。子育て中で仕事を

しておらず、あっという間に読み終えました。そして早速この本の目次を自分で紙に書き移し、自宅の冷蔵庫に貼り付けて毎日眺めていました。私はこの本の贈り物によって、自己啓発本のブームに火がつき、次から次へ何冊も読みました。自分の考え方や人間関係、生き方についてなど、本から得る情報によって自分の視野がどんどん広がっていく感覚を覚えました。

2．人の心を動かすために

「人を動かす」と聴くと、人に命令して上手く人を利用するように感じられますが決してそうではありません。訳者の山口博氏はあとがきの中で "HOW TO WIN FRIENDS AND INFLUENCE PEOPLE" は「友をつくり人を動かす法」と訳しています。直訳してみると、「仲間を獲得し人に影響を与える方法」となるでしょうか。

この本の目次は以下のように、いくつかの章をまとめて4つの原則として構成されています。

【人を動かす三原則】
　　第1章. 盗人にも五分の理を認める　　第2章. 重要感を持たせる
　　第3章. 人の立場に身を置く

【人に好かれる六原則】
　　第1章. 誠実な関心を寄せる　　第2章. 笑顔を忘れない
　　第3章. 名前を覚える　　　　　第4章. 聞き手にまわる
　　第5章. 関心のありかを見抜く　第6章. 心からほめる

【人を説得する十二原則】
　　第1章. 議論を避ける　　第2章. 誤りを指摘しない
　　第3章. 誤りを認める　　第4章. 穏やかに話す

第5章.「イエス」と答えられる問題を選ぶ　　第6章.　しゃべらせる

第7章.　思いつかせる　　　第8章.　人の身になる

第9章.　同情を寄せる　　　第10章.　美しい心情に呼びかける

第11章.　演出を考える　　　第12章.　対抗意識を刺激する

【人を変える九原則】

第1章.　まずほめる　　　　　第2章.　遠まわしに注意を与える

第3章.　自分の過ちを話す　　第4章.　命令をしない

第5章.　顔をつぶさない　　　第6章.　わずかなことでもほめる

第7章.　期待をかける　　　　第8章.　激励する

第9章.　喜んで協力させる

　実際にどのようなことが書かれているか1つ見てみる事にします。

【人を動かす三原則】　1.　盗人にも五分の理を認める

　凶悪といわれる罪を犯していても、本人は自分の行いには理由があり
正当化しようとする。犯罪者は自分自身を悪人だと考えているものはほ
とんどおらず、自分が正しいと思い込んでいる。人間はたとえどんなに
間違っていても決して自分が悪いとは思いたがらない。したがって他人
のあら探しはなんの役にも立たない。人を非難するかわりに、相手を理
解するように努めようではないか。(抜粋)

　ここでは具体的に、ニューヨークの犯罪史にもまれに見る凶悪犯です
ら自分の言い分があり、相手に理解して欲しいと願っているというエピ
ソードなどが書かれています。誰しも必ず自分の言い分があるというこ
と、良い人間関係を築くためには相手の気持ちを聴き、理解する努力を
しなければならないということが書かれています。

我々は生きていく上で他者とのやり取りは不可欠であり、一人では生きていけません。日常生活は家族、職場、友人など多くの人とのやり取りであふれています。現在私は看護教育に携わっていますが、私の毎日も学生をはじめ多くの人との関わりの中で成り立っており、事あるごとにこの本を思い出すようにしています。

　「笑顔を忘れない」「穏やかに話す」など、まずは自分の行動を変えてみるという意味では簡単にできるのではないでしょうか。また、「名前を覚える」とあるように私は初対面の方の名前はすぐに覚える努力をしています。特に学生の名前は早く覚えて名前で呼ぶようにしていますが、私を身近に感じてもらえるという点ではその後のコミュニケーションに効果があると思って実践しています。

　さらに「聞き手にまわる」「しゃべらせる」など、一方的にこちらがしゃべらないことを心がけ、「心からほめる」「まずほめる」「わずかなことでもほめる」など、しっかり相手を観察し、自分が気づいた相手の良い点をできるだけ伝えるよう努力しています。相手に命令し、こちらの意見を一方的に押し付けても相手と分かり合えることはなく、お互いに信頼関係なども生まれることはないでしょう。

　【人を動かす三原則】【人に好かれる六原則】【人を説得する十二原則】【人を変える九原則】のそれぞれの章を１つひとつ見てみると、どれも難しいことではないように思えます。しかし自分のことだけを考えていたのでは、この様な行動をとることはできません。この本によって、自分がどのように考えて行動すれば相手を理解し、自分を受け入れてもらい、良好な人間関係を構築できるのか、その方法を学ぶことができました。日本語のタイトルは「人を動かす」ですが、私は「人の〈心を〉動かす」ことができるよう今後も成長していきたいと思っています。

3．人生を少しでも楽に生きる

　この本を手にし、読んだことで私の人生が変わったと言っても過言ではありません。自らの成功や失敗の体験によって成長することも大切ですが、本の情報から学び実践することで失敗が少なく、より早く成功体験ができるように感じています。自分が10年たっても経験できないであろうことを本で学べば、人生がもっと豊かで、そして楽しいものになるように思います。何か困った時には本の力を借りて乗り切るのも１つの手だということを体感できました。

　生きることはいろいろな意味で大変です。この本を贈ってくださった方に感謝しながら、毎日を少しでも楽に生きたいと思う今日この頃です。

【引用文献】

DALE CARNEGIE　山口博訳（1999）人を動かす〔新装版〕、創元社

言葉の力

福山平成大学 看護学部看護学科 准教授　　岡　　和子

　言葉に力があるとはどういうことでしようか。

　私が体験した「言葉の力」について２つ紹介します。

　私は、現在は大学の看護学科で教員をしていますが、それ以前は36年間高等学校の教員として働きました。高等学校では看護の授業はもちろんのこと、朝夕のSHR、１週間に１回のLHR、学校行事や生徒会行事があり、それに加え担任業務、公務分掌（進路係、生活指導係など）、クラブ顧問とさまざまな業務がありました。

　現在では校務の多忙さからクラブ活動は外部の指導者に任せても良いという流れになっていますが、私が高等学校に在籍中は、クラブ顧問をするのは当然のことでした。私は、新体操、ソフトテニス、バドミントンなど運動部の顧問に携わりました。私自身は、高校３年間と大学１年間はソフトテニス部に所属していました。特に運動神経が良いわけではなく、技術が上手であったり、大会で良い成績を上げたわけではありませんでしたが、ともかく３年間、夏の暑さや冬の寒さにも耐え、クラブ活動を続けました。この年齢まで元気に過ごせているのは、この時に鍛えられた体力や精神力のお陰だと思います。

　教員となり、クラブ活動の顧問をする上で指導に役立ったのは言うまでもありません。クラブの顧問としては、バトミントン部の経験が長かったです。

　クラブの指導では放課後や、土曜、日曜日に練習や試合があり、大変な面もありましたが、教室の授業だけでは知ることのできない生徒たちの個性や、すばらしさを知ることができました。逆に欠点等もわかりました。私自身も若かった頃は、生徒たちと同じ立場で接したように思い

ます。クラブ活動の指導は、校務の忙しさから将来は教員が携わらない時代が来るかもしれませんが、私はクラブ活動に携わりいろんな経験をさせてもらいました。クラブ活動で接した生徒たちは、今でも食事会等に呼んでくれます。

　バトミントンの地区の大会や県の大会では生徒を引率し、試合時には生徒たちと一緒に大きな声を上げて応援しました。「ナイス！」「ファイト！」「ラッキー！」など、手拍子に合わせて応援します。不思議なことに、これらの応援の声により、負けていた選手が急に元気になり、試合を勝ち進んだこともあります。特に「〇〇さん頑張れ！」と名前を呼んだときはさらに元気になるような気がしました。この時は、応援の力を感じました。

　クラブの顧問ではありませんでしたが、高校駅伝の強豪校に転勤したときは、学校を挙げて応援しました。毎年、京都で行われる「全国高等学校駅伝競技大会」では、2018年現在、男子は、9回優勝、女子は1回優勝しています。3回京都に応援に行き、2回優勝の瞬間を見ることができました。地元の住民が町をあげて応援に出かけます。大会当日、早朝にバスを貸し切り出発し、西京極陸上競技場に到着します。本当に全町民が京都に移動するという感じでした。

　男子は、フルマラソンと同じ42.195kmを7区に分けて、女子は21.095kmを5区に分けて走ります[1]。応援は、1区から7区まであるコースに分かれて配置し、まんべんなく応援できるようにしていました。沿道で応援しましたが、テレビで見るように、選手は長い間、目の前にいるわけではなく、応援するのはほんの一瞬です。大きな声で「〇〇ー！」と名前を呼びます。時速で計算すると18kmぐらいです。風のように通りぬけるという感じです。

　選手には声が届いているかわかりませんが、力にはなっていると思いました。私たちは、まず競技場で1区の選手たちが出発するのを確認し、電車に乗り、国際会館前駅で下車します。3区と4区の選手を応援

し、すぐ競技場に戻ります。多くの高校の応援者がいっせいに移動するので、電車は満員で、下車してもなかなか進みません。このあとフルスピードで走り、やっと1位の選手が競技場に帰ってくるのに間に合う感じです。若くないと走れません。自分の高校の選手が1位で帰ってくるのを見るのは本当に壮観です。今でもその時の光景が思い出されます。優勝すると応援に来ていた学校関係者や家族、地域の住民の方たちは喜んで選手を拍手でたたえます。住民の方々は本当に嬉しそうでした。

このあと選手たちが地元に帰ってくると町民たちは、夕方は家の軒にちょうちんを掲げて祝福します。そして、選手と監督はオープンカーに乗って沿道をパレードしました。

私は、この高等学校で定年を迎えました。このように町民一体となって高校生を応援する様子を体験できて本当に幸せでした。

2つ目の「言葉の力」を感じた事は、担任としての生徒とのかかわりです。現在は、新任教員は、看護師と同じくプリセプターとして先輩教員が指導しますが、私の就職した当時は、初日から、教室では1人で生徒と対応しなければなりません。誰も助けてくれませんでした。看護師のようにチームを組んで働くのではなく、担任を持つと、生徒全員の保護者と懇談会等もあります。コミュニケーション能力が未熟でも、やっていかなければなりませんでした。教員という仕事は、言葉を用いて生徒たちと関わります。口下手な私は、先輩教員の生徒たちを包み込むような巧みな話術にあこがれていました。

就職してから4年後には、個人的に結婚、出産、子育てと人生の節目が続き、自分の教員としての「言葉」を省みる暇もなく「あっ」という間に36年間が経過してしまいました。私の教員生活は、日々忙しく、いろいろな出来事がありましたが何とか無事に過ぎていきました。

その中で、1度だけドラマのようなことが起こりました。それは、高校3年生の7月の三者懇談会で「学校を辞めたい」というA子の言葉から始まりました。A子は成績も優秀で目立ったところのないような生徒

でした。私はそれまでのA子の様子から全くそんなことは感じていなかったので、大変驚きました。本人や保護者と話し合いを重ね、「あと少しで卒業だから何とか踏みとどまってほしい」旨を何度も繰り返し説明しました。よく聞いてみると、A子の辞めたい原因は、今まで仲良くしてきた友人との仲たがいで自分が仲間からのけ者にされていると感じていることでした。その後、A子は教室に入ることができず、保健室登校になり、遂には「退学届け」を記入して持参しました。それまでA子のことをクラスの生徒たちには話をしていませんでしたが、生徒たちは薄々と感じていたようでした。

　私は、朝のSHRで「A子は保健室に来ている。このままいったら辞めてしまうかもしれない。A子を教室に連れてきてほしい」という意味のことを言いました。生徒たちは、「分かった。」といって、クラスの大半の生徒が、保健室にA子を迎えに行きました。私もその後について行きました。その間、１分ぐらいだったと思いますが、私には非常に長い時間に思えました。生徒たちは、「Aちゃん一緒に行こう」と言って、A子の手を引いてクラスに連れて帰りました。その時のA子は大変うれしそうな様子でした。

　その後、A子は休むことなく通学し、卒業を迎えました。担任である私や、保護者の力ではこのような結果にはならなかっただろうと思います。

　クラスの仲間たちの「一緒に行こう」という力強い言葉があったからこそA子の心が動いたのではないでしようか。また、私がクラスの生徒たちに話した時に、何とか皆の力を貸してほしいという切実な思いが言葉として現れたのではないかと思います。

　「言葉の力」というのは、決して単なるコミュニケーションではありません。言葉の上手下手でもありません。ワトソンのいう、ケアリングそのものであり、「そこで行われているケアが実際に『トランスパーソナル』なもので、２人の霊的なもの、精神の存在までが考慮されている場

合は、そこに姿を現している『出来事』は、外に向かっていっそう開かれたものとなり、そこでは人間の能力の許容範囲も一層広がりを見せることになる。」[2] というように心と心が触れ合い、波紋のように広がっていくものだと現在では思っています。

参考文献

1 ）平成29年度全国高等学校駅伝競技大会　大会要項
　　http://www.koukouekiden.jp/sp/pdf/youkou_2017.pdf#search（2019. 1. 31閲覧）

2 ）ジーン・ワトソン、稲岡文昭・稲岡光子訳（2007）ワトソン看護論　人間科学とヒューマンケア第 1 版第12刷、医学書院

気づかいの言葉と態度

中京学院大学 看護学部看護学科 講師　片野恵美子

　私が新人看護師として神経内科病棟に勤務していたころ、患者と家族から信頼されていた先輩看護師がいました。その先輩看護師は、筋萎縮側索硬化症の患者のケアを終了するたびに、ジェリービーンスイッチ型のナースコールを、
「顔で押してみてください。ちゃんと鳴るか確認しますね」
と言って、その患者が本当にナースコールを顔で押すことができるかをそのつど確認していました。
　患者の夫が面会に来たときには、夫に患者の状態や生活状況の変化について伝えたり、患者も含めて笑顔で会話をしていました。面会を終えて帰る夫に病棟のエレベーターまで見送り、
「お気をつけて帰ってください。また面会に来てください」
と言っていました。
　また、病棟の看護師や医師からも信頼され、ナースステーションで話をしている姿をよく目にしました。病棟カンファレンスでは、スタッフ達と真剣に、時には笑いを交えて、患者と家族のケアについて話し合っていました。
　患者と家族や、スタッフに対するこのようなかかわり方について、先輩看護師は、
「本当にちょっとした気づかいの言葉や態度なのよね。ちょっとした気づかいの言葉や態度でお互いが安心したり、心地よい気持ちになったりするのよね」
と私に教えてくれました。
　ベナーは、

「患者の微妙な変化を察知できるのは看護師の気づかいによるものであり、気づかいこそが人間の熟練した実践にとって必須条件である。自分を心から気づかってくれる人がいることを患者自身が感じることは、病気からの回復意欲をもつことができる」

と言っています。患者とその家族は、突然に病気や障害が発生し、その宣告がなされて大きな衝撃を受けています。病気や障害を正しく認識し冷静に受け止める余裕がないため、多くの患者や家族は、悲しみや怒り、絶望を感じ、抑うつの暗闇の中を体験しています。このような状況にいる患者と家族へのかかわりに必要なスキルの一つとして、"気づかいの言葉と態度"があると考えます。この"気づかいの言葉と態度"とは、「患者と家族を思いやる、ちょっとした言葉と態度」のことです。前述した"気づかいの言葉と態度"があるからこそ、病気や障害がある患者と家族の気持ちに寄り添うことができ、患者と家族の安心感につながるのではないでしょうか。"気づかいの言葉と態度"は経験知のなかで行なわれてきた看護スキルです。そのため、"気づかう言葉と態度"を身につけるためには、モデルナースとなる先輩看護師の背中を見て感じて学ぶことが多かったように思います。そこで本稿では、なかなか言語化されてこなかったスキルの一つとして"気づかいの言葉と態度"について考えてみたいと思います。

　なぜ"気づかう言葉と態度"が必要なのでしょうか。看護は、ただ看護技術を身につければよいというわけではなく、技術を提供する際に"患者の心に寄り添える"倫理観や価値観が必要です。そのような患者を思う心が看護師の言動に現れます。どのようにしたら"気づかう言葉と態度"ができるようになるか考えてみたいと思います。

1．気づかう言葉と態度ができるようになるために

患者や家族にかかわる経験を積み重ねる

　臨床現場では、病気や障害で苦悩する患者や家族に対して、どのように声をかければよいか戸惑うことがあります。しかし、そのような患者や家族とより深くかかわりをもたなければ、適切な看護はできません。患者や家族が、どのような思いや考えをもって生活しているかを理解するためには、時間がかかる場合があります。患者や家族とのかかわりは、知識だけでは解決できません。患者や家族とたくさんのかかわりの経験を積み重ねることが必要です。

他の看護師からスキルを学ぶ

　"気づかいの言葉や態度"の心のはたらきは、外から見えません。周囲に、患者や家族とのかかわりが上手だったり、素敵だと思ったりする先輩や同僚がいたら、その看護師たちのスキルを学ぶのです。具体的にどのように声をかけ振舞っているかを観察することで、気づかいの言葉や態度のヒント的なものを得ることができます。また、自分がされて嬉しかった"気づかいの言葉や態度"は、他の人にも必ず通用するはずです。身近なお手本を見ながら、"気づかいの言葉や態度"を身につけましょう。

病棟の看護師と話し合う

　自分で"気づかいの言葉や態度"について考えるには限界があります。病棟の看護師とのやりとりのなかで自分の"気づかいの言葉や態度"についての認識が変わり考えが広がります。一つの事例やある場面についてなど、自分が思ったことや感じたことを看護師同士で話し合えるとよいでしょう。

自分の健康管理をすること

　看護師は、自分自身が気づきのセンサーとなります。感度のよいセンサーであるためには、心身ともにコンディションを整えておく必要があります。自分自身の健康管理が大切になります。

2．先輩から学んだ気づかいの言葉と態度

　先輩看護師は長年、難病をもつ患者の病棟で勤務するベテラン看護師でした。先輩看護師がかかわると、難病で表情変化の少ない患者が笑顔を見せます。私は、その場面に何度も見ることができました。

　私は、先輩看護師にその秘訣を尋ねたことがあります。先輩看護師は、

「患者を思いやる気持ちと患者のもてる力を引き出すことよ」

と答えました。先輩看護師が言うには、

「看護師であれば、患者や家族に一歩踏み込んで深くかかわらなければならない。余計なお世話と思われる可能性もあるが、それならそれで、『ごめんなさい』って言えばいいのよ。患者のもてる力を引き出すために踏み込んでいくのよ。」

という説明でした。また、先輩看護師は、

「障害により表情の変化が少なく、本当に笑ったかどうかかわらなくても、『いい表情ですね』と、患者に繰り返し声をかけていくと、患者もそのうち、これが笑うということなんだ、ということがわかり、本当に笑うようになるのよ」

と説明してくれました。

　患者に対する先輩看護師のかかわり方をみていると、患者の反応や変化をよく観察し、表情が動くまでに至らないような顔の筋肉のほんの少しの動きをとらえ、瞬きや目の動きなどのような反応をとらえることに長けています。先輩看護師のかかわりは、患者のわずかな反応につい

気づかいの言葉と態度 | *49*

て、前後の文脈からその意味を見つけ、言葉にし、患者に伝えることをとおして、患者のもてる力を促進する役割を果たしているように思えました。

　先輩看護師のこのような患者へのかかわりは、家族にもよい影響を与えていました。多くの家族は、患者の可能性を信じたい思いを心のどこかでもっています。しかし、家族は、絶望と希望を行き来し、日々の社会や家庭生活の忙しさに流され、患者とじっくり時間をかけてかかわることが難しくなっています。看護師が患者とじっくり向き合いかかわっている様子を家族が知ることは、家族があらためて患者のもてる力を確認する機会になります。そのことで、家族の患者への接し方の変化を導きます。

　このように対象特性、おかれている状況を十分に理解したうえで、かかわりのその瞬間を最も重視し、相手の反応に応じ、先を見通し、意図をもったはたらきかけは、成果を得ることができます。そのために、気づかいの言葉や態度は、人としてかけがいのない存在であることを、その患者や家族に合ったはたらきかけを行い、その瞬間のかかわり合いそのものを楽しむことではないかと考えます。

こころのなかで生き続けることばたち

福岡大学 医学部看護学科 教授　木村　裕美

　歳を重ね人生も下り坂にいます。時が経つのは、あっという間だったのか、それともなかなか苦戦し長かったのかはわかりませんが、振り返れば多くのことを経験し体験してきました。私1人では乗り越えられないことも、たくさんのひとに支えていただきながらの今があります。仕事をはじめて30年を超えました。職場は臨床、地域、大学と変わりましたが、看護職としての経験の積み重ねは生かされたものでした。「人生は山あり谷あり」と誰もが思うことでしょうが、私も決して平たんではありませんでした。人として、女性として、母親として、職業人として生きてきました。そんななかで、出会った言葉とそのエピソードを少しばかりお話しします。

　「言葉」は人が発するものですから、そこには必ず出会いがあり、また別れもありました。さまざまなひととのめぐり逢いは、私の生き方に大きく影響をしてきました。

患者さんからのことば

　まずは、学生時代のことです。目標もなくただ医療職だった父の勧めで看護系の大学に進学した私は、ろくに勉強もせずにアルバイトに明け暮れていました。講義も欠席がちで、不真面目な学生でした。基礎系や疾病論など全く興味をもてませんでした。そんな中でも唯一看護技術にはほんの少し学ぶ楽しみをもっていました。今で言う状況設定課題を、グループワークであれこれディスカッションして、患者さんへ提供する看護の方法を考えることは好きでした。そして初めての病院実習、いわ

ゆる基礎実習がやってきました。講義や演習とは違い、大学病院という場で、病をもった患者さんに接するのです。わずか1週間余りの受け持ち患者さんは、30代女性で、疾患は全身性エリテマトーデス、入退院を繰り返している方でした。顔色も悪く、微熱がつづき目を閉じたまま身体をだるそうにしていました。私はただベッドサイドに立ったまま、背中を向けている彼女に「おはようございます。お加減はいかがですか」などと、一言二言声をかけることがやっとでした。返事は返ってきませんでした。1月の寒い時期でもあり、顔も見えないほど布団を被っていました。「氷枕を取り換えましょうか」と言うのがせいぜいで、ただ少しでも早く解熱することを祈っていました。数日後、朝の申し送りの時、彼女が解熱したことを聞き、私は喜び勇んで病室のベッドサイドに駆け寄りました。「お熱が下がったんですね。よかったですね」と弾んだ声で言いました。その時初めて彼女のはっきりした声を耳にしたのです。「熱が下がれば元気になるわけでも、病気が治ったわけでもないの…」と、凍りつくほどのことばを言われたのです。とんでもなく未熟な私は、一瞬にしてこころに衝撃が走りました。その場を取り繕うことさえできずに、そおっと病室を出ていきました。解熱してきっと彼女は笑顔を取り戻し、話ができると身勝手な考えを巡らせていたのです。彼女はきっと私の不用意な言葉で傷ついたことでしょう。簡単に解釈すれば、なぜ、こんな病気になってしまったのか、安定しない病状と闘病のつらさや将来への不安な思いをひとつも酌めていなかったのです。年月が経った今でもあの時のことが胸に突き刺さって、人を思う原点として彼女が吐いた言葉を問い続けています。そして私も病をもつ身として、病をもつ人のこころの叫びがひと通りではなく、とても複雑であることは日々感じています。学生は「患者さんに寄り添い心の痛みを知る」と、いとも容易く表現してしまいます。人生経験の浅い学生が、病をもつ人のこころをどのようにしたら理解できるのか、痛みを軽くすることができるのか、これからも私に課された彼女からの課題です。

父からのことば

　父も医療職でした。国立病院の職員官舎で育った私は、病院附属看護学校の白衣姿で寮へ行き来する学生さんを、幼くして庭で遊びながら日常のごく自然な風景として見ていました。その頃自身が医療の道に進むなど、夢にも思っていませんでした。子どもの頃に、父親からたくさんのことを教えてもらいました。父は読書を好み、新しいことに興味をもつ人でした。ですから、家の書棚には百科事典、広辞苑、文学作品がずらりと並んでいました。子どもが読むには難しすぎて手を出せなかったものもありましたが。「辞書を引きなさい」が口癖だった父は、答えを自ら探し出す方法を教えてくれていたのでしょう。わからないことは、すぐに辞書を引く、納得がいくまで探究する、これが知らず知らずのうちに当たり前のように身についたのです。今日でもスマートフォンの検索でなく、辞書をめくるのは何の拘りもなくしていることで、疑問に思うと探究心が掻き立てられるのです。これは現在の大学の教員という職業に十分に生かされているのです。

　父からは、幼い子どもに問うにはあまりにも難しいことをよく考えさせられました。食後の家族団らんのひととき、その場面は突如としてやってくるのです。父が「ひとにとっての一番の幸せはどんなことだと思う？」小学生の私は必死で考えました。「お金がたくさんあることではないし、おいしいものを食べることでもないし…」「一番なの？誰でも？」と聞き返しました。今であれば「健康で長生き？」と答えるのでしょうか、それとも「自己実現」と言ったでしょうか。父は、「それはね、歳の順に人生を終えていくことなんだよ」
と言ったのです。「ふ～ん、なぜ？」という疑問に、わかりやすく説くことはありませんでした。人生も死もまだまだほとんどわからない私に、なぜそのような哲学的なことを言ったのでしょう。それから数十年が経ち、私が親となり子を何よりもいとおしく思うようになり、日々の成長

を何よりも幸せに感じるようになった時、その意味が解ったのです。父は私たち子どもを何よりも大切に、愛情をもって思ってくれていたのです。そんな父は59歳という若さで、病による休職中に半年の入院生活の末急逝しました。満月の夜、朝方の1本の電話で知らせは届きました。自身の父母よりも、兄弟よりも誰よりも先に逝ってしまったのです。すでに、医療職であった私は、無力感と大切で身近な最も大切なひとを亡くしたことで、悲しみに明け暮れる時間は続きました。立ち上がるきっかけは、父が生きた証を探し求めることでした。そのひとつに私が大学生のころに、当時聖路加看護大学の学長をされていた、日野原重明先生の著書「死生学」を読みなさいと言われていたことを思い出しました。死を忌み嫌う日本で「デスエデュケーション」はまだ一般的なことではありませんでした。それでも父はすでにその本を読み、死を見つめることは、生を考えることである大切さを伝えてくれていたのでした。この世に生まれ生きる意味を考え、その意義を果たすことであり、そしてこの世を去るのは歳の順番であること、これがひとの幸せであることを、父は私に伝えたかったのです。いつも、父が私を見守り続けてくれていることを信じ感謝しています。

恩師からのことば

　20数年前に（当時）助手として大学の教員となりました。人生は予測もしない方向へ行くのだと痛感しています。学生の頃不出来な私が、大学の教員になるとは、到底考えられませんでした。しかしそれが運命というものなのかもしれません。若かりし頃の勉強不足を、職業に就くことで取り戻せということなのでしょう。恩師はメディカルドクターであり、教員と呼ばず大学人と表現していました。それは、研究、教育、社会貢献が責務だからです。そのありようをある時はことばで、ある時は行動で導いてくださったのです。教育は見様見真似、そして日々の勉強

と学生とかかわることで自身の看護観が変化するとともに教育観も少しずつ育っていきました。しかし、最も困難を極めたのは研究でした。それまでの職場では、やってこなかった研究と論文作成は、見様見真似ではやれないからです。恩師は、大学人として研究が最も重要だと言われていました。それらが教育につながり、社会貢献となるからです。講座の教員、院生に「いつでも書いた論文をもってきなさい」と、常に言われていました。2年がたったころから、学会発表の抄録や取り敢えずは書いた論文を添削していただくようになりました。たかが抄録であっても、5回や6回の書き直しは当たり前でした。お部屋に伺い修正箇所の説明を身じろぐことなく息をひそめ極度の緊張の中、聞き入っていました。論文に至っては、仕上がりまで半年を有することも珍しくありませんでした。「てにをは」を換えるだけで、文章のインパクトがこんなにも変わることを学びました。赤ペンで真っ赤に添削された論文は数えきれないほどでした。そして、来るべき時がやってきたのです。ひとり立ちはまだまだ考えられないのに、恩師の定年退官の日がついに訪れたのです。わかってはいたもの、途方に暮れる私がいました。生き残りが厳しい大学というところにおいて、それでも恩師は、「仕事は面白くなくては…」と言われました。論文を1本書き上げるのにも四苦八苦し、目の前の仕事をどうにか片付けることしかできない余裕のない私には、そぐわない言葉でした。

　あれから10数年が経ち、今では、かけてくださったことばを日常とするために、大学人を楽しみたいと考えられるようになりました。

　そして最後に、大学というところは良くも悪くも「風はいつも吹いている」の言葉を胸に秘めて、風に乗り、決して吹き飛ばされぬように自分らしい道を歩いていきたいと思っています。

私を支えてくれる言葉

福岡大学 医学部看護学科 教授　久木原博子

　現在の私を支えてくれる言葉は、芥川龍之介の「どうせ生きているからには、苦しいのはあたり前だと思え」という言葉です。

　今年（平成30年）1月4日に母が亡くなりました。「生きているからには、苦しいのはあたり前」と思わないと心が安定しない状況が続いています。

　これから書く母に関する日記のようなものを許していただけるだろうかという不安を抱きつつ、私自身のグリーフケアのために、母との思い出や私が看護師になった経緯、そして母の臨終前後のことなどを書かせていただきます。

1．母との暮らし

　母は昭和6年に生まれました。母は私を生むと実家の敷地に小さな家を建て、私を育てました。母と2人きりの家族です。私が小学校2、3年頃までは家の周囲は田と畑と木々に囲まれ、私は毎日夕飯まで従兄弟・従姉妹達や近所の子どもたちと遊び、高度成長とは縁のないのんびりした時代を過ごしました。何故か、あの頃のことが鮮明な記憶として残っています。その頃の母の快活な笑顔が浮かびます。母は家事の合間によく歌っていて、よく笑う明るい人でした。

2．私が看護師になった経緯

　私が看護師の道に進むことになったのは、当時の看護学校の学費がほ

とんど必要なかったためと、看護婦（当時は看護婦といった）になりたいという友に影響されたためでした。

　当初私が看護婦になることに母は賛成しませんでした。多分母は、人に配慮することが苦手な私をみて看護婦に向いていないと思ったからでしょう。私が看護婦になってからは「患者さんに親切にしなさいね」と何度も言っていました。看護師として必要な能力をナイチンゲールは「看護覚書」の補章で

「（略）自分自身は決して感じたことのない他人の感情のただなかへ自己を投入する能力を、これほど必要とする仕事は他に存在しない。－そして、もしあなたがこの能力を全然持っていないのであれば、あなたは看護から身を退いた方がよいであろう。看護婦のまさに基本は、患者が何を感じるかを、患者にたいへんな思いをして言わせることなく、患者の表情に現れるあらゆる変化から読みとることができることなのである。（略）」[1]

と述べています。当時そのことを知っていたならば私は看護婦にならなかっただろうと思います。私の知っている看護婦は、近所の個人病院で働く、医者の隣にいるか薬を渡すだけの人でした。そのような人をイメージして看護学校に進んだ私は看護学生の頃の実習がとても苛酷に感じました。しかし、卒業して看護婦になると、患者様との関係のなかで学生時代には感じなかった喜びや、やりがいを徐々に感じるようになりました。今では看護師になったことを運命のように感じています。私を看護婦として育てて下さった看護学校の先生方々に今では心より感謝しています。

3．実家の全焼を期に母と同居、母のもの忘れ

　母は私が嫁した後、独りが気楽だと実家で独り暮らしていましたが、子どもたち（母にとっては孫）が幼い頃は電車（車で１時間ほど離れた）

で私の家に泊りがけで遊びに来ていました。子どもが大きくなり、私が仕事を始めると、母の来る頻度も減っていきました。

　そのような中、5年前に隣家（母の実家）からの類焼で、母の家が全焼したことを期に、母は私の家で暮らすことになりました。当時、私の家族は夫と大学生の娘が2人でしたので母を入れて5人家族になりました。一緒に暮らし始めて数週間たった頃、母の物忘れの症状に気付き母を大学病院へ連れて行きました。初期の認知症だろうという診断でした。母、81歳の時です。診断後、介護保険を申請しました。母はデイサービスに通い始めましたが、火事で実家がないことを承知していても「家（火事で全焼した母の家）に帰りたい」と毎日言っていました。何十年も住み慣れた土地や家が恋しかったのだと思います。母の希望を叶えたいと思いましたが、母と私が納得する方法はみつかりませんでした。

　暫くすると母はデイサービスのない日に外出しては家に帰ってくる道が分からなくなり、度々迷子になりました。巡査に連れられて帰ってくる事も1度や2度ではありませんでした。帰宅時間が遅い時は、夫や私が探しに行ったりしていましたが、TVでの高齢者の行方不明者のニュースが母のことのように思え、母にGPS機能のある携帯電話を持ってもらうことにしました。その後は迷子になった母を探すのが容易になりましたが、母の外出の頻度は減ることはありませんでした。母が迷子になる理由は、久留米の成田山にある慈母観音像に1人で出かけ、帰り道が分からなくなるからでした。久留米の慈母観音像は三号線沿いにあり、家から見えるほど、巨大であるため迷うことなく往き着くのですが、帰り道は目安になる建物がないため家に帰りつけないのです。それでも母は慈母観音像に行くことをやめず、その度に迷子になるのです。

　同じ頃、母はTVのリモコンや下着や鍵、病院からもらった湿布をタンスに仕舞い込み、探しだせないと「誰かがとった」と言い、癇癪を起すようになりました。母にかかる手間は家族の負担になっていき、夫や娘も対応に困っていました。4週間に1回、薬剤処方のために近医に受

診していましたが、認知症の症状は軽減も増悪もせず時が過ぎていきました。

4．総胆管がんの診断

　母が私の家に来て３年くらい経った頃、デイサービスをたびたび休むようになり、好物だった肉を食べなくなり、痩せてきたように感じました。近医を受診したところ総胆管がんでした。母の余命は６か月と告げられました。肺への転移も疑われたので総胆管がんの根治術はせず、母はステントの挿入術だけを受けました。退院しても夏だったため熱中症や脱水症などの危険もあり、昼間に母を１人にしておけない状況になり、ショートステイを利用しましたが、母はショートステイに馴染めず、行くことを非常に嫌がりました。私が母の介護のため「仕事を辞めようか」と言うと、子どもが大学生でお金が要るだろうし、もうそんなことは考えなくても良い、と母は言うのです。

　母と同居するようになってからここまでの経過のなかにも、母や家族や私には多くの葛藤がありましたが、この頃、ケアマネージャーの勧めもあり、昨年の７月母は近所のグループホームに入居しました。

5．グループホームへの入居

　グループホームに入居しても母の食べる量は一向に増えず、母は徐々に痩せていきました。元気な頃、55キロだった体重はこの１年間で、既に40キロになっていました。痩せて食べない母を見るのが辛くてたまりませんでした。それでも母は訪問医師、訪問薬剤師、訪問看護師、グループホームの職員や同居者に支えられながら11月頃までは穏やかに過ごしているように見えました。

　しかし、入居して半年たった昨年の暮れ頃から寝付くようになり、も

う余命が長くないことを医師から告げられました。医師は、緩和医療のみで、一切の延命措置をせず、自然な死を迎えさせる方針でした。私もその方針に同意しました。その後も母は徐々に痩せていきましたが、痛みを訴えることはほとんどなく、会話することもできました。母の物忘れの症状はグループホームでの日常生活に影響を与えず、穏やかに過ごすことができているようでした。

　昨年末、母はいよいよ最期が近づいてきた様相を呈しましたが、私の仕事が年末まであり、それまで母の命がつきないことを祈りながら私は仕事を続けました。母は私の休暇まで命を長らえてくれました。母が亡くなる日までの1週間（12月28日〜1月4日）、施設の配慮によりグループホームで母と一緒に過ごすことができました。私は昼も夜もベッドで寝ている母の手をずっと握っていました。ある朝、母が「寒い」と言った時、私は母の手が布団から出ているのに気付き、泣きながら何度も謝ったことがありました。「そんなに泣かなくても…」と言った顔は以前の優しい母のままでした。

　平成30年1月1日、母はトイレに行くといって私と職員に支えられながらトイレで排尿しました。今日はお正月だと私が言うと母は「いくつになった」と私の歳を聞くので「60歳になった」と答えたら「もう、そんなになった」と笑顔をみせました。それから母は、屠蘇を少し飲み、牡丹餅が食べたいと言うので私が近所のローソンで買ってきた牡丹餅を2口食べました。それが母がこの世で口にした最後の食べ物でした。その後、母は眠り続け1月4日の夜、私たち家族4人に見守られながら、逝ってしまいました。

6．現在の私を支えてくれる言葉

　私は緩和ケアや看取りについて学生に講義しています。しかし、まだ母の例を学生に話すことができずにいます。「紀元前、紀元後」のよう

に、母の死後、私の人生が大きく変わったように感じます。

　苦しいことや辛いことがあるたびに、憂鬱になり落ち込んでいたのでは健康を害します。人生は苦しいのがあたり前、と思えば日常の些細な事に幸せを感じることができます。どうしてこの世は不条理で理不尽なのかと思わなくてすみます。野の草花を慈しみ、自然の恵みに感謝することができます。中・高生の頃、芥川龍之介の本を読みました。本のカバーの裏の芥川龍之介の写真は憂鬱そうでしたが、芥川龍之介の
「どうせ生きているからには、苦しいのはあたり前だと思え」
という言葉で私は現在憂鬱を遠ざけることができています。

　日頃、職場での人間関係や仕事に関することなど様々なストレスがあります。この頃、咽頭の違和感や咳、顎関節症に悩まされています。母も加齢とともに身体の不調やもの忘れに辛い思いをしていたでしょう。母は私を最大限慈しみ、愛して育ててくれました。その恩に報いず母を死なせてしまった私を母は許してくれるでしょうか。私が逝くまで、どうか天国で幸せに安らかに過ごしていてください。言い尽くせないくらい、お母さんありがとう、ありがとう、ありがとう…。

文献

1）湯槇ます・薄井坦子・児玉香津子・田村真・小南吉彦 訳（2000）フローレンス　ナイチンゲール看護覚え書 – 看護であること・看護でないこと – 改訳第6版、現代社、227頁

正直に生きることの大切さ

福岡大学 医学部看護学科 助教　古賀佳代子

言葉との出会い

「いつも正直で生きることが大事です。そして、素直に間違いを認めることができる人になってください」

この言葉を水俣病患者である緒方正実さんから頂きました。人生の岐路に立った時、仕事でうまくいかず悩んだ時、いつもこの言葉を思い出し、今まで歩んできました。

私と緒方正実さんとの出会いは、今から12年前の私が大学院生だった頃です。私は、修士課程の研究テーマを水俣病に絞り、水俣病で苦しむ方の思いや保健師としてどう支援すべきか、また当時の保健師活動について研究を進めていました。もちろん水俣病のことを知るために、何度も水俣市に足を運び、水俣病に関する講演会等にも参加し、その講演会で緒方正実さんと出会いました。最初、講演を聞いた時、当時緒方正実さんは、水俣病に認定されていませんでしたので、未認定患者という立場で原因企業であるチッソや国・熊本県に対して憤りと自分の闘いについて語られており、その言葉1つひとつに重みがありました。どの病気でも認められるためにはある一定の基準があり、診断名がつけば治療の見通しがつき、精神的にもなんとか次のステップに移ることができるでしょう。しかし、今回のように何かしら症状があって苦しんでいるにも関わらずそれを認めてもらえない辛さは、二重にも苦しめられるということがわかりました。とにかく、直接会ってもう一度話を伺いたいという思いから、連絡を取り無理をいってお話を伺う機会を得ることができました。

水俣病の歴史について概要を簡単に説明させていただくと、水俣病は日本の高度経済成長期に発生した公害病で、魚介類に蓄積された有機水銀を経口摂取することにより起こる神経系疾患であるとされています。その発症には多くの社会的要因が重なっており、それらが十分に解明されない限り事件の再発を完全に防止することができないと指摘する声も聞かれます。1956年に水俣病が公式発表されてから62年が過ぎようとしていますが、真の解決には至っていないのが現状です。水俣病認定制度は、1959年に国の委嘱を受けた専門家による「水俣病患者審査協議会」が始まりでした。法律に基づく認定制度は、国が1968年に水俣病を公害病と認定した後から始まり、1969年に熊本県及び鹿児島県の「公害被害者認定審査会」が設置され、その後から水俣病認定申請者が増えました。2009年には「特別措置法」が成立し、水俣病と認定されなくても救済者には一時金と手帳が交付されるようになり、平成30年10月末現在で申請件数22,030件中、認定1,789件、棄却12,617件、取下等6,905件（熊本県ホームページより）となっています。この数字からも読み取れるように、申請者のうち約半数は棄却されています。水俣病が多発した当時、不知火沿岸に住んでいたのは約20万人でありこれらの人々は多かれ少なかれ汚染魚を食していたと考えると、水俣病の典型的な症状を有しないまでも何らかの健康障害を持つものは少なからず存在していると考えられます。未認定患者にも認定患者同様に健康問題があると指摘する研究者がいるように、未認定患者への支援も非常に重要だと考えられます。

　このような歴史的背景の中、緒方正実さんは昭和32年に緒方家の6人兄弟の次男として産まれました。産まれた時から発育状態はよくなく、5歳頃には地域の人によだれがひどいと指摘され、また小学校低学年では自分の左手に針を刺しても平気で友達に見せたり、柱によくぶつかっては怪我をしたりとこの頃から自分は普通と違うという感覚を持ち始めたようです。2歳の時点で毛髪水銀値226ppmと一般の人のおよそ100倍の数値で、この頃を、「生まれた時から被害されて生まれてきとるから、

どれが正常でどれが異常なのかわからないわけですよ。人に言われない限りは」と振り返って話されていました。祖父母・母は水俣病認定患者、妹は胎児性水俣病と認定されているにも関わらず自分だけが認められず、その時を、「補償を受けられなかったということではなくて、あなたは水俣病ではないよ、関係ないと事実と反した答えをつきつけた誤った行政の仕組みに腹が立った」とそれを機に行政との闘いが始まります。当時38歳で、合計四回認定申請をしますが全て「棄却」という結果でした。行政とのやり取りの中、緒方正実さんが42歳の時、熊本県が水俣病認定申請者の疫学調査書にある家族の職業欄に、無職を「ブラブラ」と記入したことが判明し、熊本県が謝罪するに至った事件がありました。また、43歳の時には認定審査会で小中学校の成績証明書を無断で使用していたこと、48歳の時には棄却理由書の中に「人格」を理由にされていたこと等、行政側が水俣病患者に対して差別や偏見があったことが浮き彫りになりました。緒方正実さんは「当時の担当部長、熊本県知事が自分たちの過ちを認めすぐ謝罪したことで救われました」と話していますが、いかに素直に自分の過ちを認め真摯に対応することが、相手の気持ちを慰めるかということがわかります。2007年3月15日に緒方正実さんは、水俣病認定患者と認定され行政との闘いに終止符をうつことになりますが、現在でも水俣病の全面解決のために国や熊本県の行政関係者だけでなく、国民みんなが「祈り」の気持ちが必要だとして、多くの人にこけしを作って手渡しています。

言葉の力

　緒方正実さんとの出会いと生き様から私自身「正直に生きることの大切さ」や「豊かさの裏側にある悲劇にも目を背けない」ことを学ばせていただきました。人は面倒なことから目を背ける傾向があります。保健師として勤務している時は、多くの方が相談にこられます。幻聴が聞こ

えるのか「隣の人が同じ時間に自分に何か話しかけてくる」といって2時間近く訴えを聞いたり、妻が癌末期でどういう手続きをとっていいかわからないと何度も電話してきたりと相談業務に時間を取られることがありました。しかし、相手の方の気持ちを受け止めることや目を背けず真摯に対応することを心掛けると、相談者は満足され少ない回数で相談を終えることができ、私としても「役に立てた」という仕事のやりがいや満足感もあがり、仕事の効率化も図れ、よい方向に向いていたような気がします。

　また、その他に私は緒方正実さんがいわれのない差別や偏見の中で過ちを正そうとするその生き様から「人生の目標を持つことの大切さ」も学ばさせていただきました。WHOの健康の定義（改定案）：
"Health is a dynamic state of complete physical, mental, spiritual and social well-being and not merely the absence of disease or infirmity"
に「spiritual」があるように健康とは、肉体的にも、精神的にも社会的にもすべてが満たされた状態とありますが、それに付け加えて「スピリチュアル（窪寺は、生きる目標と定義している）」も非常に重要だと感じています。緒方正実さんが、水俣病と認定されるまでの10年間闘い続けられたのは「不条理を正したい」、「過ちを認めてほしい」という目標があったからだと思います。現在、私は看護大学の教員をしていますが、学生教育においても何かしら「こういう看護師になりたい」や「救命救急で働きたい」等、目標がある学生は学ぶ姿勢が違います。また、実習先でも熱心さが指導者に伝わり学習効果もあがっているように思います。私は教育において、小さな目標でもいいので、自分のなりたい姿を想像してみることや目標をもつことを必ず探すよう声をかけています。その目標が、「生きる力」になりまた信念にもなっていき、その人を成長させてくれるものだと信じています。

　看護職で大切なことは、やはり信頼関係や相手への思いやりだと思います。緒方正実さんが「いつも正直で生きることが大事です。そして、

素直に間違いを認めることができる人になってください」と私へエール
を送ってくれたように、人は完璧ではないため失敗したら素直に謝罪
し、次への行動が起こせるようにすることが大事だと考えています。そ
の行動が、人から信頼を得る方法であり、また人としても看護職として
も最も忘れてはならないことだと思います。一生、この緒方正実さんか
ら頂いたことは忘れないでしょう。この言葉を胸に刻み、これからも自
分に正直に、素直に過ちを認め、自分の可能性を信じ成長し続けていき
たいです。

言葉について思うこと

福山平成大学 看護学部看護学科 教授　才野原照子

〈言葉との出会い〉

"言葉との出会いは？" と聞かれて、私の頭をよぎることは "コンピューター（以下PC）と言葉との格闘" です。"看護記録とその電子媒体化" に突き進むこととなった私の看護師人生にPCとの出会いがありました。そのことを先に紹介します。

☆病院業務電算化から医療情報システムの開発、そして電子カルテへ

私30歳代後半のことです。勤務していた病院で医事業務の電算化作業が始まりました。若い看護師長ということで看護部の委員に推されました。看護の組織として取り組まなければならないことを勉強し、気づいたことを年配者に教えてほしいというような推され方でした。私は、カルチャー教室に通いPCの基礎を学ぶことにしました。そこでNECのPC-8801に出会います。それを使って、簡単なゲームと給与明細表のプログラムを作りました。当時は今のような表計算ソフトやワープロソフトが充実していなかったため、統計などのプログラムはエンドユーザーが手作りしていました。PCに詳しい人は給与明細表の命令文をA4用紙1枚程度で書きます。PCにあまり詳しくない私は回りくどい命令文を長々と何枚も書くことになります。銀行業務を動かすほどのボリュームの大きいプログラムは体育館ほどの広さになるといわれ、深く感心したことを覚えています。6か月間学んで結局思ったことは、その道のプロと自分は役割が違うということでした。

では、自分は何をするのかということです。PCが看護の業務に利す

ることを探さなければなりません。PCの基本は（0と1）のカウントです。数の集計や計算が基本となって全てが始まります。一方、看護師が日常的に使っている言葉は、定義されたものが少なく、カウントできるものがさほどありません。上司に報告すると、では言葉のことを検討しなさいということで、看護用語検討委員会を始めることになりました。しかし当時、手順・基準などの文章化はあまり進んでいません。マニュアルとして認知されたものも少なく、語句だけを取り上げて整理するには限りがありました。したがって委員会は終了します。業務の整備が先でした。看護基準・手順、マニュアルなどを文章化する作業が始まります。個人差があった看護計画の記録は均一化と効率化を図るため、標準化による電子媒体化が急がれました。看護計画は治療・処置・状態別の枠組みを使っており、そこに看護診断も導入するということで、構成員の理解と合意をえるのに時間が必要でした。長い議論と作業が続きます。

　言葉が業務とひも付きで整理されてくると構成員の理解もえやすくなります。看護指示のオーダリング、看護処置の実施入力、実施確認、看護サマリーの構造化と電子化、SOAP記録の電子化などが次々進みました。プロセスレコードのチャートの枠組みを参考に、表計算ソフトエクセルに1セル1情報（主語述語1意味）を時系列に入力することで、数値化しにくい自由記述部分の看護記録が電子媒体化できることがわかりました。プロセスレコードの構造化と題し学会で発表しました。看護系というよりもシステム開発系の人たちの注目を得ました。

　その後全国的に、医療情報システムの共通パッケージ化が進み、電子カルテと呼ばれるようになります。ネットワーク通信技術の進歩によって、画像や動画の通信が遠隔医療を支えています。莫大な情報の集積を受けた人工知能（AI）・ICTがヘルスケアサービスや医療マネジメントに影響を与える時代が到来したとして、それをメインテーマに掲げる学会もでてきました。隔世の観があります。

〈言葉の力〉

　技術の進歩発展によりいろいろのことができるようになります。2例紹介します。

☆テキストマイニング手法を使った文章の分析

　テキストマイニング[1] という研究手法があります。これは、文章（テキスト）から有益な情報を発掘（マイニング）するために、自然言語処理解析のために開発されたPC用ソフトウエアを利用して、テキストデータを解析する方法です。文章を単語や句に分割し、単語の出現頻度や単語間の関係を統計的に解析し情報をとり出します。質問紙調査の自由記述式回答欄の解析などによく使われます。

　これを使って労働環境の認識に関する質問紙調査（対象281人の看護師）の自由記述式回答欄の文章を分析したことがあります。結果は量的分析で得た結果を裏付けるものでした。対象が同じなので当然のことでした。語句の種類と数、グラフ上の位置関係、周囲の語句や対峙する語句との関係などが散布図に表れます。それを視覚でとらえます。肯定的か否定的か、期待通りであったのかなかったのかなど、回答された認識が、語句の数と位置そして距離などに表れます。対象者の認識を示すものとして有益な情報です。操作は文章の分割と語句の集計とグラフ化ですが、調査対象者の認識の実態がイメージ化しやすいと感じました。

　対象者が自分の意思で選んで発する語句は、個別的で独自性が強く、語句の本来の意味に加えて発した人間の感情とか意思とかを含みもっているように思います。主観が極力排除されるとはいえ、情報を伝える言葉の力をあらためて気づかされました。

☆音声認識（3歳の子どもの発する語句）の力

　親戚の3歳になる男の子がテレビにむかってなにやらしゃべっていま

す。「●×・△□・・×・・」。幼児語なのでいっていることがよくわかりません。ところがテレビ（ユーチューブ）はその言葉を認知し、必要と思われる画像を画面にいくつか出してきます。「スーパー隠岐（山陰の海岸線を走る特急電車）の画像がみたい」といったらしいのです。望みどおりの画像や動画のアイコンがずらりと並び、男の子はご機嫌です。そばにいた私たち家族もその映像を一緒に楽しみました。まだ3歳ですから教育上よろしくないと母親は渋い顔をしていました。聞き取りにくい幼児語を機器類は認知するのです。

　最近のIT技術や通信技術の進歩発展にはめをみはるものがあります。音声認識によるIT機器類（パソコン、テレビ、スマホ、タブレット）の操作は日常的になりました。スマホアプリによるテレビ電話も生活に入りこんでいます。対話する介護ロボットや音声入力で買い物を手伝うロボットもでてきました。その便利さには驚かされます。と同時に、日常の些細な団らんまでもが影響をうけることについては正直なところ戸惑いがあります。

〈未来につなぐ言葉〉

　私たちの生活に言葉は欠かせません。言葉には、考えや感情を伝える伝達機能、ものごとの意味を区別し分ける分類機能、そして考える働きとしての思考機能があるといわれています。文字にあらわすこと（記号化）で、長期保存を可能にする記録機能、証拠として示すことができる言質機能、そして広く伝達させる宣伝機能があるともいわれています。

　看護の仕事は人とのかかわりと対話から始まります。言葉は道具です。言葉をコミュニケーションのスキルとして、情報の収集や交換、記録や確認、判断などを日常的に行います。

　言葉は、上手に使えば、相手を元気づけたり癒したりして幸せにします。逆に、不用意な発言や心ない言葉は、相手を傷つけたり不幸にした

りします。言葉を扱う機器類や意思の伝達方法などが変わると、生活の仕方や仕事のやり方が影響を受けます。便利になる一方で生みだされるものもあれば廃れるものもでてきます。

　大切なことは、人が人として人と関わりながら気持ちよく生きることではないかと思います。言葉に勇気をもらい、元気づけられたり励まされたりしながら、人は人として豊かになるのだと思います。言葉のキャッチボールは人間にしかできません。生きることへの力にも支えにもなるということを心に刻み、言葉と大切につきあっていきたいと思います。

参考文献

1）内田　治・川嶋敦子・磯崎幸子 共著（2012）SPSSによるテキストマイニング入門、オーム社

ケアリングを基盤として生まれる言葉

園田学園女子大学 人間健康学部人間看護学科 教授　実藤　基子

1．臨床看護におけるケアリングの実践

　私は看護師としての臨床経験と看護教員としての教育経験を十数年ずつもっています。現在は大学教員として看護教育に携わっていますが、私の看護教育の基盤は臨床現場で培われた様々な経験から生まれています。

　私は臨床看護師時代、よりよい看護を提供するには看護師と患者さんのケアリング関係が重要であると考え、患者さんやご家族と向き合いケアリング関係を構築しながら日々の看護を実践していました。必ずしも、患者さんやご家族との関係が上手くいったというわけではありません。患者さんが亡くなった後、患者さんやご家族との関わりの不十分さに気づき、看護師としての能力の未熟さに情けない思いをした経験もありました。たくさんの反省を糧にしながら、次に出会う患者さんやご家族への看護に生かしていこうという気持ちをもって臨床看護を行ってきました。現在看護教員として学生と向き合えるのは、自分が新人看護師のときから経験を積んで管理職者となってからも、そのときどきにおいて、一貫して患者さんやご家族への看護に"専心没頭"してきたと言えるからです。私が講義や実習指導を通して学生へ伝えている言葉は、いずれも臨床看護で積み上げてきた看護実践が土台となっています。

　私は看護学生時代、担当教員が患者さんへ労いの言葉がけながら食事援助をしている姿を目の当たりにして、看護の奥深さや素晴らしさを実感したことを今なお覚えています。看護師は指示された援助を患者さんへ黙々と行うのではなく、患者さんと言葉を交わしながら反応を捉え、

そのつど評価しながらその人へより適した援助を考えながら行っています。ベナーは優秀な臨床家について、

『状況の中に身をおき、状況との対話を続ける。その熟練の証は、状況を読み取り、反応に基づく実践を行う能力である』

と述べています。1人前の看護師にとっては当たり前のことですが、看護経験が浅い学生の場合は、患者さんその人よりも自己の課題である看護展開のための情報収集を優先しがちとなります。しかし情報収集ありきの姿勢では、患者さんと良い関係性を築くことができず、患者さんから本当の言葉を伝えてもらうことが困難となります。結果として正しいアセスメントが導き出せず、その後の看護計画が不確かなものとなってしまいます。私は臨地実習指導場面においては、学生へ

「患者さんへ今かけた言葉は適切だったか」、「患者さんの反応はどうであったか」、「患者さんに寄り添っているのか」、「あなたの気持ちが相手に伝わっているのか」、

という意味内容を伝え、看護が患者不在で自分本位になっていないかを常に学生へ問いかけています。

　上述した内容を踏まえて、臨床現場で展開される看護師と患者のケアリングを基盤とした関係性、それを基盤とした言葉とはどのようなものであるかについて、私が直接指導をした学生の事例を基に述べていきたいと思います。

2．ケアリングを基盤とした実習指導

　学生Aさんは4年次生（女性）で、3年次に領域看護学実習を終了しています。4年次生となって卒業論文（事例研究）作成にあたり、B施設（医療福祉センター）で2週間実習を行いました。その際、脳性麻痺の患児（九歳女子）を受け持ち、看護師さんと共に看護援助を行いました。患児は人工呼吸器を装着しており、栄養、吸引等の治療面、体位変

換、着替え、清潔保持等の生活面で全介助を必要としていました。患児は発語がなく反応も得がたい状況であったため、学生Ａさんにとっては意思疎通が困難でした。学生Ａさんは患児を受け持った当初から治療や処置が多いなかであるが、"つらい事ばかりで楽しみが少ない"と言い、【患児の成長・発達を促す看護】を目標として看護をしたいと考えていました。実習開始直後からシャドーイングや参与観察をさせてもらいましたが、患児の医療処置や看護援助についていけず、患児からの反応も得られない状態が続きました。学生Ａさんはなかなか患児と関わることができず、患児から少し離れた位置からときおりボソボソと言葉をかける程度でした。看護援助も看護師さんの後ろから見学するだけで、その間は患児へ全く言葉をかけることができませんでした。

　そこで私は学生Ａさんと、【患児の成長・発達を促す看護】のために、看護職者としてどのような働きかけや看護援助が必要であるかを話し合い、目標達成のためのプロセスを考えていきました。その結果、学生Ａさんが発語を介してのコミュニケーションが取れないことに悩んでいること、患児の疾患や実施されている治療・医療処置や発達段階についての専門的知識と理解が不足していることが分かりました。それらを解決すべく、学生Ａさんには、まずひとつひとつ（発達段階、疾患や症状・治療、医療処置、看護技術など）について学習してもらうようにしました。

　学生Ａさんの知識が増えて身体面についての理解が深まることによって、学生Ａさんに患児と向き合う自信が生まれてきました。そこから徐々に患児と近い位置で接することができるようになり、次第に患児へ言葉をかけながら様々な処置を看護師さんと一緒に行うようになっていきました。学生Ａさんは"患児の状態を改善したい、苦痛を軽減したい"という気持ちを強くもつようになり、特に、活動（＝レクリエーション）部分を重点において関わるようになりました。具体的には、患児と二人で音楽を聴いたり、患児が手にもって遊べる玩具を工夫して作ったり、

着替えの服を患児と相談しながら選んだり、髪をとかしたり。側で見ていると、どの場面においても患児からの反応はなく、学生Aさんが独り言を言っているかのように見えます。しかし、そこには学生Aさんと患児の間にケアリングを基盤とした言葉が存在し、関係性が構築されていたということが次のことから理解できます。学生は常に患児の背中へ手を添え、温かいまなざしで見守り、患児のちょっとした反応も見逃さないようになり、それらについて報告ができるようになってきました。

学生Aさんからはこのような言葉が聞かれました。

「これまで患児からは反応が得られないと思い込んでいたけれど、決してそうではありませんでした。体温、脈拍数や呼吸状態の変化で患児の状態や訴えが少しずつ分かってきました。」、

「明らかに顔の表情が、楽なときは穏やかで苦しいときでは違います。」、

「私と居ると、以前は目つきが厳しくつり上がっていたけれど、今はバイタルサインが安定し、優しい目つきになっています。」

と、患児の状態や訴えを捉えられるようになっていました。

3．ケアリングから生まれる言葉

ベナーと同様に、ローチもケアリングの重要性を述べています。ローチは、ケアリングが人間存在であることを命題としており、人はその役割（たとえば看護師）を通じてヒューマンケアリングを実現すると提言しています。さらに看護師にとって向き合う相手への優しさや思いやりは大切であるけれども、それだけでは十分ではないということを『職業的ケアリングに求められる5つの属性』として挙げています。すなわち、看護師がいくら相手のことを思いやって言葉を投げかけたとしても、それだけでは看護問題の解決にはつながらないということです。学生Aさんの事例をもとに考えると次のようになります。

学生Aさんは当初、患児の疾患やその症状、実施されている医療処置

や看護等についての専門的知識や理解が不足しており、治療や処置の際に伴う患児の苦痛を把握することができないことから関係性が築けませんでした。そのことから、職業的ケアリングには専門的な知識や技術面での能力（Competence）をもっていることが必須であると理解できます。それが達成されたとき、本来学生Ａさんがもっていた“つらい事ばかりで楽しみが少ない”という思いやり（Compassion）を表現することができたと言えます。それらが日常生活や治療の場面で的確な言葉がけとなり、“患児の状態を改善したい、苦痛を軽減したい”という良心（Conscience）が芽生えてきました。そこから学生Ａさんが目指した活動（＝レクレーション）部分に重点をおいた関わりにつながっていきました。また、患児の顔つきが優しくなったり、学生Ａさんが傍にいることでバイタルサインが安定したりすることは、患児が学生Ａさんを真に頼ることのできる存在として信頼（Confidence）してくれるようになったからだと言えます。そこを基点として、学生Ａさんと患児の感情的応答としてのコミットメント（Commitment）が生まれ、成長・発達を目指した様々な活動が具現化したと考えられます。

　ローチは、看護専門職につく前提の学生への教育として、
『学生時代から実践の場において知識が試され技術が研ぎすまされていくけれど、最も重要なことはそこで態度と価値が伝達され、獲得されることにある。』
と述べています。

　今後医療を取り巻く社会状勢が変化していっても、看護基礎教育においては、学生へ患者さんやご家族とケアリング関係を築くことの重要性を伝えていきたいと考えます。

参考文献

1 ）パトリシア・ベナー 著、井上智子 監訳（2005）看護ケアの臨床知　行動しつつ
　　考えること、医学書院

2 ）パトリシア・ベナー 著、井部俊子 監訳（2005）ベナー看護論　新訳版　初心者
　　から達人へ、医学書院

3 ）シスター・M・シモーヌ・ローチ著 、鈴木智之他 訳（2000）アクト・オブ・ケ
　　アリング　ケアする存在としての人間、ゆみる出版

語りかけること

新見公立大学 健康科学部看護学科 准教授　塩見　和子

　患者の生活支援を行なう看護師は、コミュニケーションを大切にしています。その根底には、患者がいかなる状況に置かれていても、あるいは、いかなる病状であろうとも、患者の心情を汲みながら、可能な限り希望に寄り添うケアをしたいと願う気持ちがあるからです。コミュニケーションそのものは大して難しいことではないでしょう。しかし、患者の健康状態を理解しようとコミュニケーションをもつことはやや難しいことです。さらに、患者の療養生活に対する思いや治療についての受け止め方、日常生活上の困難さを引き出せるように患者の一瞬一瞬の反応を捉え、言葉を選択しながらコミュニケーションをもとうとすることは、単なる情報収集を目的としたコミュニケーション以上に難しく、高度なコミュニケーション技術が必要となるでしょう。このようなコミュニケーションは、患者の意識レベルにかかわらず大切なことではないでしょうか。

　ケアの場面を考えてみましょう。
　ケアの過程で看護師は、患者に安心していただくために、次に行うことについて声をかけ、行っているケアが患者にとって心地よいものであるかどうかなどを確認します。例えば、ベッド上で療養されている患者の身体の向きを変える体位変換や、身体を拭いている最中に、看護師が次に行うことについて声をかけ、患者からの返答や表情などの反応から、その人に合ったものであるかどうかを判断する必要があるからです。この行為は看護の倫理的実践としても大切なことです。患者に丁寧に声をかけながら行うケアは、おそらく患者から安心感を得られること

でしょう。それとともに、患者の安心感は、ケアする看護師への信頼につながることでもあります。この関係性の中でケアを受ける患者は、看護師が行うケアに心地よさを感じていただけるのではないでしょうか。苦痛から少しでも解放された患者の表情は穏やかになり、その様子を見ながらケアをする看護師もケアすることへの喜びを実感できるものです。ケアの心地よさを言葉や身体の動きで表現される患者の気持ちは、表情を見ながら理解できますし、次回のケアで患者の意向を取り入れることも容易になることかもしれません。しかし、ケースによっては患者の心情に添ったケアができているのかどうか、判断に苦悩することもあります。

　看護の対象者が意思疎通不可能な場合にはどうでしょうか。

　このことについて、遷延性意識障害の状態にあるケースについて考えてみたいと思います。

　遷延性意識障害とは、日本脳神経外科学会による定義（1976年）では、次の六項目が、治療にもかかわらず3か月以上続いた場合とみなされています。1、自力移動が不可能。2、自力摂取が不可能。3、失禁。4、声を出しても意味のある発語が全く不可能。5、簡単な命令には辛うじて応じることもできるが、ほとんど意思疎通は不可能。6、眼球は動いていても認識することはできない、という状態です。原因は、頭部外傷による脳挫傷、脳梗塞、脳出血、心筋梗塞などの心臓疾患などにより、大脳の全面的または大部分または広範囲が壊死または損傷することによるものです。

　では、このような健康状態にある患者をケアする看護師には、どのようなコミュニケーションが求められるのでしょうか。

　まず、患者に起きていることについて理解しておきたいと思います。

　患者は身体が痛くても向きを変えられません。痒いところにも手が届きません。口が渇いても潤すことさえ自由にできないのです。汗をかいても拭うことや、着替えも思うようにできません。頭の下に置いたアイ

スノンの位置を少しずらしたくてもそれさえ自分ではできないのです。気管に溜まった分泌物をそろそろ吸引してもらいたいと思っても、タイミングがずれて、遅くなることが多いのではないでしょうか。看護師を待っている間には、苦しさのあまり身体に力が入り体力を消耗してしまうこともあります。排泄物で不快でも声にすることができませんし、足元が寒くても１枚の毛布が掛けられないのです。肩が冷えるから枕元にあるバスタオルを取って掛けたくても、自分の手は、ほんのわずかしか動かせません。紫外線で眩しさを感じてもカーテンの調節ができません。今日の天気を知りたくても身体を起こせないので外の景色すら自由に見ることができないのです。そのほかにも、誰かに話を聞いてもらいたくても呼ぶことができない辛さがあります。お見舞いに来た人へのお礼も伝えられず、あるがままの姿を見られ恥ずかしい思いをします。鼻から入れている経鼻栄養チューブや気管切開、そこから溢れる痰、ベッド柵に固定されている手袋に似たミトン、病気になる前にはスーツにメイクばっちりのキャリアウーマンであった頃を想像してもらうことができないぐらいの強い関節拘縮状態。面会者の顔が見えていることが相手に伝わらないし、お見舞いの花の水を替えたくてもできません。じーっと天井や壁を見ているので音楽を聞いて気分転換をしたくてもできないのです。家族や飼っているペットの様子が気になっても伝えられないこと、などが想像できます。しかし、これらのことは患者の生活のほんの一部でしかありません。

　私たちは、このような状態にある患者さんと、どのようなコミュニケーションをもつことができるとよいのでしょうか。

　コミュニケーションといっても決してやり取りができるわけではありません。しかし、看護師の中には、ベッドサイドで患者に語りかけている人がいます。この姿は見ていてとても感動します。何がしかのケアをしながら患者とのやり取りを繰り返し、対話をされているのですから。

手足が冷えていないかと肌に触れ、寒くないかどうかと声をかけ、昨日の面会者が次はいつ来てくれるだろうかと、これまでの面会での出来事を思い出すことができるように話しかけ、次回の面会を楽しみにお待ちしましょうなどと、言葉を選択しながら患者の気持ちをうかがうように語りかけています。その姿は、周囲を気にしたものではなく、その看護師自身の一人の人としてのありようが伝わってくる自然な振る舞いです。反応が明確に得られない患者の目線に合わせて語りかけ、まるで意識がある患者と対等に会話を楽しんでいるように感じられることもあるのです。患者の意思疎通の有無によらない看護の姿に感動します。看護は患者を尊重することを大切にしていますが、まさしくこのように患者に語りかけている看護師の姿に、看護師として最も大切にしなければならない患者への尊厳、公平で誠実なケアとは何かを考えさせられるのです。患者に語りかけている看護師は、患者が意思疎通不可能であっても、開眼しているだけではなく、きっと見えていること、聞こえていること、すなわち、視力や聴力があるものとして捉えているのではないでしょうか。

このことについては、神経科学者であるAdrian.Owenが「物事を認識する能力が皆無だと思われている植物状態の人の15〜20%は、どんなかたちの外部刺激にもまったく応答しないにもかかわらず、完全に意識がある」ことを発見されています[1]。医学診断とその後の経過については、「医師の見立てどおり、思考を忘れていて、考えることができない。だが、かなりの数の人は、それとはまったく違う経験をしている。損傷した体と脳の奥深くに、無傷の心が漂っている」ことを、植物状態と診断されたケースを取り上げ、完全に意識があることについて明らかにされています。

遷延性意識障害の患者は、声をかけると開眼されますが、何も認識していないと捉えてしまうことは、ケアを受ける人の尊厳にかかわること

です。ですから、意思疎通が不可能な患者の可能性を信じてケアをすることが看護に求められていることは、すでに明らかにされていることからも、言うまでもないでしょう。

遷延性意識障害により意思疎通が不可能な患者の力を引き出せるように、看護師は自身の業務調整や時間管理をしつつ、限られた時間の中で、できる限り語りかけることを心がけているのでしょう。

夜勤から日勤への引き継ぎ後のベッドサイドでは、患者の襟元や髪の乱れなど、そっと整えながら昨夜の様子について語りかけている姿を目にします。昨夜はよく眠れたのかどうか、痰の量が多くて苦しくなかったのか、昨日の排便後から腹痛がなく眠れたかどうか、口腔内は乾燥して気持ち悪くないか、身体の下になっている腕が痛くないか、病室環境や本日の面会者についてなど、患者が感じているであろうことを看護師が言葉にして語りかけているのです。このような看護師に対して、患者はどのように感じておられるのでしょうか。返事をしたくてもできないもどかしさを感じているかもしれません。

意思疎通が不可能な患者をケアする看護師は、常に患者のことを気にかけ、気持ちを汲みとろうとしていることが伝わってきます。看護師が、このように患者に語りかけている場面から、看護の専門職として心得ておかなければならない大切なことを挙げてみたいと思います。

①人間は、医学的診断を超えている可能性がある。
②患者は、周囲の会話を聞いている。
③患者は、看護師やその他の医療職、あるいは面会人などの訪問者について理解している。
④患者は、感じたことや行ってほしいことなどの意思を伝えることができないだけである。
⑤看護師は、患者ができないという状況を思い込むのではなく、人間の可能性を信じて患者に語りかけながらケアをすることが大切である。

「語りかけること」によって、これまで気づけなかった患者さんの気持ちが、きっと伝わってくるでしょう。患者は語りかけられることによって、自分が大切にしてもらえていると感じていただけるのではないでしょうか。ここに生命力を高める看護の本質があるのです。

文献

1 ）エイドリアン・オーウェン 著、柴田裕之 訳（2018）生存する意識　植物状態の患者と対話する、みすず書房、5頁

声かけの大切さ

在宅保健師・博士〔学術〕 杉原トヨ子

最期の言葉

1. 言葉との出会い

　私がライフワークとしているのは「死生観」です。そのためには、ケアの専門家として対象者の「生き方」「死に方」を理解することが大切であると痛感しています。しかし、死生観は古くて新しく、間口が広く、奥行きが深いこのテーマの何処に焦点をあてて思索すればよいのか悩みました。その頃、地元の図書館で見つけた山田邦夫の『生きる意味の問い』のタイトルに惹かれ、読み始めました。その内容は第二次大戦でのアウシュビッツを生き抜いた体験を書いたV. フランクルの著書『夜と霧』を中心に、その他の彼の著書から彼の生き方・死に方を検証した『V. フランクルをめぐって』を副題とした本です。

　フランクルの著書『夜と霧』は、私が長い読書歴で最も恐怖に陥った本でした。それは戦争下という非情な環境であったとは言え、人間がかくも残酷になれるという事実を体験をつづることで明らかにしたことです。フランクルはその残酷な行為が日常茶飯事であった収容所で自分の生死も不確かであるにも関わらず、精神科医師として周囲にいる人々に今を生きることの意味を伝えることに精一杯尽力されました。彼はその人間性とプロフェッショナルとしての姿勢と仕事に対する誇りと自信を持つ人だからこそ、生き延びることができたという真実を記述から、看護職としての私は「死生観」に対する多くの示唆を得ることができました。

　山田[1]は「誰がどこで何をしようとも、われわれがそれをするのは、

たとえ無意識であっても、そこに何らかの意味や価値を求めあるいは感じているからであろう」と述べています。そして、『夜と霧』[2]の中で慰めを拒絶する、「私はもはや人生から期待すべき何ものももっていないのだ」

という、生きる意味をなくした対象者に対し「人はいかに答えるべきであろうか」とのV. フランクルの言葉に私は出会ったのです。そして、その問いに対する答えの手がかりを見出すのが、Careの専門家の役割ではないかとの思いに私は至りました。

　看護職はCareを主として「世話」「看護」「介護」に用いていますが、私はそれだけではないCareの意味について逡巡していました。その頃、偶然テレビで某損保会社のCMにCareに併記して「いつもあなたのことを」の言葉が映し出されていました。この言葉こそ私が求めていたCareのもう１つの解釈でした。私は以前調べた辞書の中Careの訳としてで「気にかけること」「配慮」「気配り」の意味を思い出しました。この訳語は「気にかけること」「配慮」から某損保会社が導き出した言葉だと推測されます。看護職としてあたりまえの訪室の際、日々あたりまえのように用いている声かけは個別性のある配慮が大切であることに気づかされました。そして、その言葉はフランクルの問いの生きる意味をなくした対象者へ、「人はいかに答えるべきであろうか」の人を看護者に置き換えると、個別性のあるCareの視点で答えの手がかりが見いだされると私は確信したのです。

2．言葉の力

　「言葉との出会い」の項で出されたV. フランクルの問に対する答えのヒントを、アメリカのThanatologyの専門医シュナイドマンの著書の中で見出すことができました。それは、また、看護職が訪室の際に、あたりまえのようには用いている言葉でした。それは、生きる意味をなくした対象者に、「どんな悩みをお持ちなのですか」「私にできることがあれ

ば、喜んでいたしますよ」[3] の問いかけでした。私たち看護職は生死に関係なく、日常的にシュナイドマンの問いを無意識的に用いています。前述した山田が、「無意識であってもそこに何らかの意味や価値を求めあるいは感じているから」と述べているように、重要なのはその無意識にCareの意味が内在しているか否かです。看護職は常に対象者への初回面談の時からプロフェッショナルとして、仕事に対する誇りと自信を持ってCareするように努めているはずです。看護職の日常の煩雑さは自明のことですが、対象者に会う度に五感（視覚、聴覚、触覚、味覚、嗅覚）を働かせ、名刑事の勘が事件解決に導くように、看護専門職として第六感を働かせることです。その第六感の働きこそが看護職が日頃から多用する対象者を「全人的に理解する」に繋がると考えます。

　私の短い総合病院での入院体験は、骨折で手術日を含め３日間でした。看護師はベッドサイドでは「何か変わったことはありませんか」の繰り返しで、脈をとることもなく機器に表示された台車の上のパソコンの数値に注視し、その間の時間は秒単位でした。重症でなく術後の経過も順調であり、特に信頼を得るための会話の必要性はないためでしょうか。否、そうではありません。信頼されるということは、看護役割としてあいまいさをなくすことだということに尽きる[4] のです。今般、私は在宅看護の実践を学ぶ機会を得て、２日で４名の看護師の訪問看護に同行体験しました。その体験とは、初回訪問から信頼関係を構築できるのは、訪問看護師が現場で醸し出す雰囲気のなかでのあいまいさのないCareであり、それが日野原重明が述べた「看護はアートであり、サイエンスである」の実践者であることの目の当たりでの学びでした。

　その訪問事例の対象者は壮年期のころ、高所からの転落事故による四肢麻痺で意識明瞭な長期に渡る寝たきりの介護５の高齢者でした。彼に対する主たる看護行為は摘便でした。笑顔で始まる挨拶とともに、看護師は「大丈夫ですよ。辛かったですね」と声かけしながら、手は休めることなく驚くほど大量の便を排出させたのです。その間、看護師の手早

い処理で悪臭もないその技術は、まさにサイエンスであり、対象者の顔のつらそうな表情から穏やかな表情への変貌はアートでした。そして直後に、待機していた介護士によって昼食が提供され、対象者は完食されたのです。摘便は臨床場面でも多く実施している看護行為ですが、訪問看護師の摘便は基礎看護の基本である「知識」「技術」「態度」を統合した個別性のあるあいまいさがないCareの実践行為そのものでした。その場の傍観者に過ぎなかった私はその看護行為に感涙していました。

鈴木正子[5]は著書「ケア的なものをめぐって」で、伝える言葉を知らない対象者が苦痛を訴えない理由とは、①言わなくても察してもらいたい、②遠慮する心、③伝える言葉を知らないの3項目と説明しています。この3項目は対象者に対し、Careとして「いつもあなたのことを」念頭に声かけが出来ているかが肝要であることを示唆しています。

もう一つ視点は生きる意味をなくした対象者に「人はいかに答えるべきであろうか」とのV. フランクルの問いに対する答えです。それは、個々人の「生きるための希望」を対象者との何回かの会話を通じて見出すことです。

死について語ることをタブー視して来た日本では、昨今、死後について関心が高まってきた兆しが見られます。それは、死後観の歌が全国的に歌われるようになってきたことです。

その歌の一つが霊魂は自然に還ることを歌う「千の風になって」です。そして、もう一つは東日本大震災のNHK復興支援ソングとして歌われている「花は咲く」です。これらの歌詞は生きている人たちに、死後世界にいる愛しい身近な人から希望のメッセージを伝えています。

対象者は亡き人から「いつもあなたのこと」を見守られていると信じることができれば、絶望感が薄れ、子供や孫、親しい人たちに「何か残したい」と言う思いが生きる希望に繋がると考えます。

3．未来につなぐ言葉

　未来とは過去現在に続く継続性の先にあるものです。私たちが今を生きているのは先祖が存在しそして子供、孫につながっているように継続しており、あたりまえのことなのです。前項の「言葉の力」は過去にも現在にも多用されている声掛けの言葉は、継続性のある言葉で決して特別なことではありません。私の文献研究に「老夫婦の心中事件の分析」があります。複合事件である自殺、他殺の心中を思いとどまらせられるものとは、傍らにいる人が対象者に「どんな悩みをお持ちなのですか」と声かけすることだとシュナイドマンは述べています。その声かけの言葉が命を救うツールなのです。昨今、なぜかこのあたりまえの声かけは人間関係が希薄な日本社会では、身近にいる対象者に届かないのです。

　2018年10月5日の全国紙には西日本豪雨で被災した独居の77歳の住民の、「近所の人との何気ない挨拶が、どれだけ大切やったか。」と思いが記載されていました。この住民は自宅から離れた災害住宅に転居したため、近所に知人がおらず引きこもりの生活でした。このことは、地域で生活するうえで何気ない挨拶というあたりまえの言葉が、人間関係構築に大切であるかを示しています。対象者の真意を見出すそのツールは、身近にいる人との挨拶から始まる会話である「おしゃべり」です。私の先行研究[6]の中で通所リハビリでの最も楽しいのは参加者同士の「おしゃべり」と9割が答えていました。ハイデッガー[7]はおしゃべりを「相互存在にとって語られることが大切」と語り、その効用について評価しています。気の置けない他者がいて成立するおしゃべりは、心にある悩みを浄化する役割があり、本音を吐露することが心の浄化につながると考えられます。「物言わぬは腹膨れるわざ」の解消であるおしゃべりは、対象者にとって癒しにもなっていると推察されます。このことから、生きる意味をなくした対象者との何気ない会話をCareと捉えれば、看護職は内在する生きるための個別性のある意味を見出すことが可能と考えます。

看護職にとって未来につなぐ言葉は「名言」「名句」ではなく、個々の
対象者に対して「どんな悩みをお持ちなのですか」というあたりまえの
声かけの言葉であり、「いつもあなたのことを」念頭に個別性のあるCare
をすることです。

文献

1）山田邦夫（1999）生きる意味への問い、佼成出版社、1頁

2）V. E. フランクル 著、霜山徳爾 訳（1992）夜と霧、みすず書房、182頁

3）E. S. シュナイドマン 著、白井徳満・白井幸子 訳（2003）自殺者のこころ、誠
　　信書房、7頁

4）鷲田清一（2018年10月19日）折々の言葉、朝日新聞1面

5）鈴木正子（2006）あるケアのかたち、すぴか書房、21〜23頁

6）杉原トヨ子（2011）介護老人保健施設利用者の主観的幸福感の分析、インター
　　ナショナルNursing Care Research 第10巻第1号、30頁

7）ハイデッガー 著、桑木務 訳（1961）存在と時間、岩波文庫、85頁

自分を振り返る万能なる言葉

福山平成大学 看護学部看護学科 准教授　曽根　清美

言葉との出会い

　ひとは毎日たくさんの経験を通してあらゆる学びをしています。その経験から喜怒哀楽を適切に表現することができるようになったり、物事を論理的に解釈することを覚えたりします。そして、その楽しくも戸惑いの多い人生において、自らの意思を伝える手段として多くの人が用いているのは言葉です。最も身近にあり日常的に用いられている言葉ですが、人生をより豊かなものにし得る半面、使い方を誤れば他者にダメージを与える武器にもなり得るのです。

　看護専門職は優しさと厳しさをもって自らを律し、他者の立場にたった話し方や聴き方ができるために内面の成熟を目指していきます。しかし、時にはガラスのように薄く傷つきやすい心に戸惑うこともあり、さまざまな言葉に助けられたり勇気づけられたりした経験は少なくありません。

　私が自分の価値観や生き方を模索していたある日、1つの言葉が私の心に突き刺さりました。それは、寺院の門に掲げられていた『飾らず、構えず、偏らず』という言葉です。なめらか且つ含蓄に富むフレーズとして私の心に飛び込んできました。この言葉のように、自分の生き方が『飾らず、構えず、偏らず』で全うできれば、自分らしく生きていけるのではないかと悟った瞬間でした。迷ったり戸惑ったり、また行先を見失った感情に対応しなければならないとき、振り向けば必ずそこにこの言葉がありました。この言葉は私の中に信念として根付き、今の私の生き方の道標となっています。

言葉の力

　言葉に含まれる日本人論では、日本語には英語の「Ⅰ」にあたる言葉がないと批判されることがあります[1]。しかし同様に英語に訳せない日本特有の行動もあるのです。例えば「推し量る」などの心を含めた行動や「慮る」など、心の存在しないところに言葉はないとするもので、これらは日本的特殊性を背負った意味においては英語に訳することができないのです。

　また、目には見えないことを言う言葉について考えてみると、一般に形容詞がその働きをしています。「美しい」「快い」「正しい」などの、他の名詞を形容して、その思いや感じ方を言うという働きです。例えば「美しい」という言葉がなければ、美しいものなどありませんし、美しいものがあるから美しいという言葉があるのです[2]。

　「美しい」という言葉そのものは形にはなっていませんが、美しいと感じる心があたかもその美しさが見えているかのように表現され、美しいと思える自分であることが重要となります。だからこそ言葉を大事にするということが、自分を大事にするということにつながっていくのです。

　同様に『飾らず、構えず、偏らず』も含蓄ある言葉であると私は考えています。

　『飾る』という言葉は外見を重視した言葉でありますが、それを人にあてはめた時、自分を飾らないことは等身大の自分であることを言い含めていると思います。ありのままの自分であることや、自己開示できることが大切であり、それが飾らない自己表現となります。その一方で、自分自身を抑圧し続けることは自己を認められない原因の1つとなり、自尊感情を低下させることに繋がっていきます。ひいては他者を受け入れることをも拒否してしまいかねません。

　様々な欲求や多様化した価値観をもつ患者に対して、対象をありのま

まに受け入れることができなければ看護は展開できません。特に、高齢者のエンドオブライフケアは、いかに対象のありのままを受け入れてQOLを向上させるかにかかっています。対象のこれまで生きてきた軌跡や価値観、尊厳を重視した関わりをするためには、真っ向から立ち向かっていける看護者自身のパワーが必要です。なぜなら、時に人生の終焉を迎える高齢者は死をも恐れておらず、自らを飾ることがないからです。看護専門職がうわべだけを取り繕って対応していたのでは、対象の気持ちを推し量ることはできません。等身大の自分でいるためには自らを飾らないことが大切であり、それが対象の気持ちに寄り添った看護を提供するのに不可欠な要件になるといえます。

　また、武井[3]は「本来、感情は人間同士のあいだでやり取りされるもの。相手と自分のあいだにギブアンドテイクの関係が成り立ち、感情が等価交換されるときには、取り立てて意識せずやり取りができる」と述べています。また、英語と比較して、感情反応である感動を伝える日本語はあまりにも貧弱であるとも述べています。これらを鑑み、自らが飾ることをせず、特別意識することなく感情のやり取りができて、普段の人間関係でも親切やいたわりに対して感謝が返されれば関係はうまくいきます。

　『飾らない』心は、自分に対してもひとに対しても自然であり心地よいものですが、言葉として伝える際には、日本語は往々にして感情表現をする言葉が控えめであることを意識しておくことに間違いはないようです。

　次に、『構える』とは「整った形に作り上げる、前もって準備を整える。」という意味ですが、「ごまかすためにわざと作り上げる。作り事をする。」という意味もあります[4]。ここでいう『構える』は、「相手に対して心の備えをする。」という意味でつかっています。

　自分自身が「構える」ことは、ひとを近づけないオーラを全開にしている状態と考えます。この状態は、チームで業務を遂行していく看護専

門職には不適応な印象さえ与えてしまいます。一方、「構えない」姿勢は求めてくる人を拒まない状態と考えますから、多くの人が集まり種々の情報を得ることができます。仮に失語症の人が対象であったとしても、構えない看護者の心は声にならない言葉に気持ちを馳せることができ、対象の心をも揺さぶることができるのです。批判も否定もせずに対象の気持ちに耳を傾けることの重要性は、今さら言うに及ばないことでしょう。

　また、武井[5]は、「看護師の見えない仕事」として状況を読む技術の難しさを述べています。臨床の場ではこの「状況を読む」技術は大変重要である一方で、これまでのことを頭に入れたうえで、先を見越して瞬時に判断しなければならないため、かなり熟練を要する看護技術の一つと述べています。そしてその状況判断の難しさは、そこに自分の感情が絡んでくる点であると強調しているのです。

　そのことを鑑み、ここで『構える』ことについて再考してみますと、その感情は、自らの構えの姿勢が強すぎた場合には保身に走ってしまう危険性も否めません。看護師が保身に走れば、その判断にもバイアスがかかり正しい行動を導き出すことはできません。

　最後に『偏り』についてです。あちらを立てればこちらが立たずという諺にもありますように、どちらかに偏れば両方が納得するような、また喜ぶようなことをするのは難しいということになります。これが人間関係上で起こったと考えてみますと、このように偏りをもって人に接するのであれば、不平等感が沸き上がって反発が起こり、モチベーションを下げてしまうことは必須です。また、人間である私たちの"自分かわいさ、身内かわいさ"という本能から脱することも至難の業であり、平等を追求することの難しさを実感している人は少なからず存在していると思います。

　しかし、『偏り』をもたないことは看護専門職の関わりの重要な方略の１つと考えます。平等な扱いは公平性を導き出し、対象が安定した精

神状態になることを助けます。皆が平等であり誰とも比較されないことは、ひとから必要とされているという存在感をもつことに繋がります。「ここにあなたがいてくれてよかった。」というプラスのストロークに対する感情は生きていくうえで重要で、それが偏りを消滅させる手立てとなることも期待できます。そこから看護専門職は対象をそっくりそのまま受け入れることの重要性を知ることになるのです。

　『飾らず、構えず、偏らず』の３つの言葉のもつ意味を今一度考えてみますと、その言葉は、言葉のもつ力としてひとの行動を変容させ、対人関係においても円滑な関わりを導きだし維持していくことができる重要な言葉であることに気づかされます。また、この言葉は、いつでも、どこでも、だれにでも対応している言葉であり、自らを振り返ることのでき得る万能なる言葉であると思います。

　言葉１つひとつの大切さは、その言葉が持っている日本的特殊性を背負った意味をも含むことであると前述しました。しかし、その言葉たちは、場を変えひとを代えても、また立場を替えても何ら変化を生まない言葉、いうなればどのような状況にあっても同じ心をもつ言葉であるように感じるのです。そして、自分の思考や行動を振り返るときの指標になる言葉でもあるのです。自分はひとに対して自己開示できているのか、またひとから相談されたり頼りにされたりする求められる人間であるだろうか、そしてあらゆる場面で平等であることを全うしているのだろうかと、自分をいつでも意識できる言葉であると考えます。

未来につなぐ言葉

　自らが発した言葉は紛れもない自分の考えです。しかし、その言葉の真意は受け取る側に正しく伝わっているのでしょうか。ひとは自分が聞きたいように聞き、解釈したいように解釈するという特徴をもっているため、その内容は送り手の意図や正誤とは無関係に、送り手の考えとし

て伝わります。受け取る側の価値観や人生観などに影響され、同じ言葉でも良きにも悪しきにも捉えられる可能性を秘めています。しかし、送り手がいつも自然体で、何事にも平等であり、自らの考えについて開放的に発言できる場合はどうでしょう。きっとそこには目に見えない信頼感と安堵感が醸し出され、受け手の心の安定を導き出すことができるでしょう。看護専門職である私達の『飾らず、構えず、偏らず』の姿勢が、病で苦しむ患者やその家族の力になれることに疑いはないと考えます。

　私の心に突き刺さったこの言葉は、人の心を表し、看護専門職自らの内面の深まりをたすけ、他者への思いやりとして実を結んでいくと確信しています。

　最後になりましたが、このような執筆の機会をいただきました福山平成大学名誉教授　橋本和子先生をはじめ関係者の皆様に心より感謝いたします。ありがとうございました。

引用文献

1）荒木博之（1991）日本人の行動様式、講談社現代新書、65-71頁

2）池田晶子（2004）14歳からの哲学－考えるための教科書、トランスビュー、32頁

3）武井麻子（2004）感情と看護－人とのかかわりを職業とすることの意味、医学書院、49頁

4）広辞苑第5版（2004）

5）前掲書3）、22-24頁

未来につながる言葉

大阪府医師会看護専門学校 専任教員　田中　亮子

はじめに

　看護教育に携わり20年以上が経過しました。今では、直接患者さんと関わることがほとんどなく、学生を通しての関りが主になっています。しかし、私自身の看護観は、学生時代の教育や患者さんとの出会いや援助を通して関わったことが土台となっていることを実感します。現在、看護基礎教育をしていく中で社会の変遷に伴って看護も発展・高度化し、それに伴って看護基礎教育もカリキュラム改正や、新しい教育方法など情報が錯綜しています。そのような看護業界の過渡期ともいえる中、私は、看護学生を通して、臨地実習で出会う患者さんからも多くのことを学ばせて頂いています。

看護との出会い

　数十年前になりますが、看護学生の私達は、１年生の時に教務主任の先生から、「看護婦は何をする人であると思いますか？」と投げかけられました。私は、その当時、知り合いには誰も医療関係者がおらず、ただ何となく自立をする女性として看護婦を選びました。イメージとしては、幼少期に読んだ「ナイチンゲール」の本、風邪の時に診察をしてもらった時の看護婦さんしか知りませんでしたので、その先生の言葉が衝撃的で「私は、何をしたらいいんだろう」と、不安を感じました。学生時代は、その言葉がずっと潜在的に残ったまま一時は助産師（職業目的がはっきりしている）も目指しましたが、そのまま、看護師になりまし

た。

　卒業後、「終末期の看護」の研修を受講する機会をいただきました。２日間の研修でイギリスの「近代ホスピスの母」とよばれている医師で看護師でもあるシシリー・ソンダース氏に出会いました。セント・クリストファー・ホスピスで実践しているという、終末期の看護の実際を学びました。その２日間の研修で自分自身の「なりたい看護師像」が明確になり、目標をもってますます看護師という職業に「生きがい」や「やりがい」を感じることができました。その時に学生時代の「看護師は何をする人？」の言葉が思い起こされ、看護独自の機能はもちろんありますが、それぞれ看護師が自分の看護観の基、自分自身が「目指す看護」や「やりがい」を持つ事が、看護師として働くうえで大きな支えになっている事を実感しました。それからは「看護」という職業が大好きになり、人から、「看護師の職業は大変よね」とよく言われましたが、「看護はすごくやりがいのある職業だし目指す看護が見つかると奥深く、楽しい、素晴らしい職業」である事を自信をもって返答できる様になりました。

　また、ナイチンゲールは、「病気を見るのではなく、病人を見る」といいます。また、「病気は回復過程である」とも言われます。思い起こすと、私の学生時代は、技術や処置などの上達を目標に日々実習していたように思われます。

　ある日のことでした、いつものように受け持ち患者さんの処へ訪室しました。その患者さんは、糖尿病で、寝たきりの患者さんでした。詳しいことは、あまり記憶にはないのですが、清拭をすることになりました。当時、私の学校では、石鹸をスポンジで泡立てて清拭をしており、60℃〜70℃のお湯を用意し、２人１組で拭く人、タオルを絞る人と分担して清拭を行っていました。その時の患者さんの両足は垢だらけで、黒く垢がこびり付いていました。私は、石鹸清拭により綺麗になっていくその足を夢中で「綺麗にしたい」という思いだけで、ゴシゴシと洗っていました。その途中で、患者さんから、

「もうそんなに垢を取らなくていいよ。いっぺんに取ると風邪をひくから…」
と言われ、私は、ちょっと残念に思いながらも途中でその清拭は終了したことを思い出しました。学生には、
「患者さんの表情をよく見てケアをしましょう。」、「患者さんの気持ちを考えましょう。」
と常日頃、口を酸っぱくして言っている私は、あるとき「はっ」と気が付いたのです。私は、あの時、患者さんの足しか見ておらず、まるで大根か何かを洗うように必死になって洗っていたのだということ、患者さんの表情や気持ちは全く気付いていなかったんだと。時々そのことを思い出し、学生に伝達したりしますが、ある研修で、
「ケアリングとは、他者とのかかわりの中で自らの内なる声に促されて行為すること」であり、
「他者の存在に導かれた内なる衝動に突き動かされる経験、その実感から看護実践は始まる」
「ケアの衝動」に支えられた看護実践という体験が、看護学実習であると学びました。解釈は少し違うかもしれませんし、あまり看護の視点や理論的なことはその時は考えていなかったのですが、今思うと、「看護を学ぶ」おもしろさは感じていたように思います。私たちの時代は、臨地実習は、現場の指導者に任されていることが多く、実践においての教員のかかわりはほとんどありませんでした。その時に、振り返り、自分の看護を考えることが出来ていたら私はもっと、学生時代に看護という職業に自信をもって語れたのかもしれません。

　学生を通して学んだことも多くあります。一番印象に残っている患者さんがいます。肺がんの末期の患者さんでした。身寄りもなく、親戚の方がキーパーソンであり、いつも怒りを前面に出し、ケアや処置は拒否的な患者さんでした。大部屋の方でしたが、狭いベッドの周りは私物が氾濫しており、いつ急変してもおかしくない患者さんでしたが何も医療

器具などを置けないような状況でした。楽天的であまり深く物事を考えることが苦手なタイプの学生が受け持つことになりました。セルフケアの援助が必要でしたが、普段からあまり学習も進まない学生であったため、指導者さんから、

「ベッド周囲が物品で散乱しているでしょ。これでは、急変時に救急カートや医療処置が出来ないから、まずは、ベッド周囲の環境整備から促してみて下さい。」

と指導されました。学生は患者さんに叱られてばかりで、どのように接して良いのか戸惑うばかりでしたので、患者さんに何かできないか、整理箱でも作ったらどうかなど提案し、一度患者さんに促してみようと、一緒に患者さんのベッドサイドに行くことにしました。その時の患者さんはやはり、かなりの怒りモードで、

「そんなものはいらない。私はこれらの私物がないと困るんだ。しんどいのに、取りに行けない。」

と言われました。そこで、ベッド周囲には置いてもいいが、少し整理する箱を作りたいんだということを伝えましたが、「いらない。」の一点張りで、すごすごと学生とともに引き下がることにしました。しかし、実際には整理箱を作成し、直接患者さんの処に持っていくことにしました。そうした所、患者さんは受け入れてくださり、ベッドサイドに整理箱を設置し、メガネやテレビのコントローラーやもろもろの小物を整理することが出来ました。それ以降、徐々に患者さんは学生を受け入れてくれ、ケアや処置は「しんどいから」と相変わらず拒否をされていましたが、学生は毎日ベッドサイドに座り患者さんの話に耳を傾け話を聴いていました。その頃には、患者さんは学生を心待ちに病室で待ってくれるようになりました。容態は急変し、悪化の経過をたどっていましたが、私が訪室すると、学生はただ患者さんの傍で手を握り話を聴いていました。ある日のことです、実習の帰り際に患者さんが学生の手を握りながら、

「私のことをずっと見ていてくれる？みていてね。」
と言われました。少し、心残りでしたが、学生は学校に戻ってきた（附属の学校であったため、学校で更衣をしていました）と報告がありました。次の日、指導者から連絡が入り、学生が学校に戻ってすぐに永眠されたそうです。私たちは、
「何もしなくても、ただ患者さんの傍で話を聴くだけでも看護になるんだよ。」
と、学生に言いますが、まさにこのことであることを実感しました。どのような未熟な学生であっても、患者さんの心に寄り添い共感しその患者さんの感情をともにすることが安寧につながり看護になりうるんだということを体験しました。患者さんの最後の本当の気持ちは確かめることはできませんが、頑固な患者さんで看護師も手を焼いていたその一人の人の心に寄り添えることが出来た学生の「もてる力」に感動し、尊敬しました。それからの学生の変化も著しく、患者さんに心を寄せられる看護学生に変化していきました。それとともに、学習も前向きに取り組むことが出来るようになり、患者さんから教えられたことは、何事にも代え難い、教員や指導者の指導よりも大きな学びとなったことがわかりました。

おわりに

　この原稿を書くにあたり思い起こすと、長い年月に渡り、看護師・看護教員をしていると色んな経験や体験から学びは深まっています。私たち看護師は、患者さんから与えられた「ことば」によって、成長させられてきたという事を再認識することが出来ました。また、看護学生と教員は、学習者と教育者という関係でありますが、相互関係は横並びの関係が成立します。学習者が最も望ましい効果的な学習を実現するために、教育者として学習の実現に向けて学習援助・学習支援の専門性を発

揮する必要があることを戒めとして今後も教育に取り組んでいきたいと
考えます。

励まされた言葉−だいじょうぶ−

安田女子大学 看護学部看護学科 准教授　田村　美子

語りによる言葉の意味

　私は、病や障がいをもちながら生活している方から「語り」を聴いています。「語り」から発せられる言葉から、その人の思いや人生観を感じることが多くあります。

　川島みどり先生の講演で、「語り」は経験学習であり、科学以上の価値があると言われていました。語ること語りを聴くことが、自分がこれまでの経験したことや、自分の経験の意味を再び考えることができます。そのことが人としての成長の糧になります。看護師が、倫理的であるためには感性が必要であり、看護はバイオエシックスより広い倫理観が必要です。看護師は、感性が豊かで、情緒的でなければなりません。看護師としての「語り」だけでなく、患者さんや家族の方からの「語り」を聴いて感性を高めていくことが大切です。

　語りは、いろいろな「言葉」が合わさり繋がっていきます。「言葉」の一言で人を元気づけたり、前向きな行動に変えたり、後ろ向き行動になったりします。何気なく相手に発した「言葉」には、実は深い意味があることがあります。

だいじょうぶの一言

　私は、24歳の時に肋膜炎になり半年間の入院をし、一年間の休職となりました。この入院という経験をすることにより、私は自分の人生について考える機会を得ました。看護師である私が入院することになって、

初めて「患者の心」を知ることができました。患者になって初めて気づくことがたくさんありました。それまでの私は、休みの日は家でゴロゴロと過ごすことが多く、時間の大切さを考えたことはありませんでした。

　最初の1か月は安静臥床で、ベッドで一日中過ごしていました。窓も自由に開けることができませんでした。食事を食べ終えた後、下膳も出来ませんでした。ゴミ箱にゴミがたくさんたまっていても捨てに行くことさえできませんでした。トイレに行くこともできず、ポータブルトイレを使用しました。何をするにも、自分一人ではできず、その都度看護師さんを呼びました。その時に、初めて患者さんの置かれている立場を実感することができました。

　それまでの私は、患者さんのためにと思ってケアをしていました。しかし、初めて患者さんの立場になって、患者さんの必要とするケアと看護師が提供するケアが違うことに気づきました。患者さんのためと思っていたケアが、実は看護師の自己満足であることが多く、押しつけのケアがあることに気がつきました。入院から4か月経った頃、私は無断で自宅に帰ったことがありました。入院生活が長くなり、自由に出歩くことができず、病棟の中だけの生活で、精神的に参っていました。ある日の朝、居ても立ってもいられない状態になり、パジャマのままタクシーに飛び乗り自宅に帰りました。そして、松任谷由美や松田聖子などの曲の入ったカセットテープを持って、再びタクシーに乗り病院に戻りました。1時間足らずの短い外出でしたが、タクシーの窓から外の景色を見て、空気を吸うと落ちついた気持ちになり、気持ちが明るくなりました。

　私が病院を抜け出した時、その日の担当看護師さんが、検温の時間に私がいないということで病棟中を探されていました。私が病室に戻ってすぐに、担当看護師さんが来られました。私の顔を見るなり、大きな声で怒り出されました。看護師さんの怖い顔を目の前にし、看護師さんの言葉がワーワーとした雑音のように聞こえました。その時、何を言われ

たのか全くわかりませんでした。その後しばらくして、看護師長さんが私の顔を見に来られました。看護師長さんから怒られるかと思いましたが、一言だけ「だいじょうぶ」と言われました。私は、看護師長さんのその言葉を聞くなり、涙が溢れ出しました。そして、声を出して泣きました。看護師長さんは、私の気持ちをわかってくださっているのだと思いました。わかってくれる人がいるというだけで、心が穏やかになりました。

重症心身障害児のお母さんの語り－だいじょうぶ－

　３年前から、重症心身障害児のお母さんの語りを聴いています。お母さんが育児不安や育児負担など困難な状況だけでなく、子育てをしている中での喜びや楽しみも多く経験していると考えられます。あるお母さんのＡちゃんが１歳の時に、突然ライ症候群が発症し、急性脳症となり集中治療室に入院されました。お母さんは、集中治療室でのわが子の姿を見て、めそめそ泣いていたそうです。その時、他のお母さんから「Ａちゃん頑張ってんのに、お母さんが頑張らんと・・・。だいじょうぶやんな、だいじょうぶやんな」と何度も何度も声をかけられたそうです。その言葉がすごく励みになり、お母さんはＡちゃんと一緒に頑張る気持ちになったと話されました。

　「だいじょうぶ、だいじょうぶ」は、不安や心配ごとがあると「だいじょうぶ？」と声をかけることがあります。また、「だいじょうぶ！」と声をかけると、安心感を与える言葉になります。お母さんの不安や心配を跳ね飛ばす言葉の力として「だいじょうぶ」が大きな力になったと思います。

言葉の持つ力

　気づかい（Caring）という語は、人が何かをしたいという気持ちから生じる配慮の意味で用いられます。ある人にとって何がストレスであり、その人が何を自分にとって対処になりうるかは、いずれもその人の気づかいのありようによって決まります。

　ベナー（2005）[1]は、人に関心を持ち、他者を大切に思い、それがその人固有の関心対象となるのは、気づかいがあるからです。看護師と熟練看護師との違いは何か、単なるテクニックと科学的知識だけでは不十分で、エキスパートにはなり得ないと述べています。看護師と患者との関係の中に、確かな信頼関係がなければ単なる技術の提供になります。看護師・患者関係において、気づかう、関心をもつことが看護実践にとってのよりどころとなり信頼関係を築くことができます。気づかいという条件の下で、看護師はどのような働きかけが患者のためになるかに気づくことが大切であり、その後の看護活動はそうした関心によって導かれることになります。

　看護師は、患者や家族の身近にいます。何気ない一言が、患者さんや家族を元気づけたり、逆に不安な気持ちにさせたりします。患者さんは、窓の開閉や本当にちょっとした身の回りのことに不自由を感じており、看護師さんの優しい仕草や言葉を求めています。辛い気持ちをわかろうとすることが、患者さんにとって励ましになります。

　看護師は、人々の大切な人生に携わっており、かけがえのない人生の貴重な一瞬の場に立ち合っています。患者さんの表情や言葉などの些細なことに気づける感性[2]をもつことが大切です。その瞬間に患者が何を必要としているか「わかる」のではないかと考えます。看護師が患者を「わかる」のは看護業務の一つではなく、それこそ看護の基礎そのものだと考えます。看護師は看護者としての擁護者にならなければなりません。患者さんの言葉にならない「気持ち」や「思い」を汲み取ること

が必要です。また、双方が言葉をやりとりし、伝え合いながら心を通わし、信頼関係を築いていきます。

　困難な出来事や辛い出来事があったときに、乗り越えられる一歩になる言葉があります。言葉の力を大切にし、元気・勇気・笑顔になれるような言葉を発していきたいと思います。

文献

1) Patricia Benner.（2005）From Novice to Expert Excellence and Power in Clinical Nursing：井部俊子監訳、パトリシア・ベナー看護論　新訳版−初心者から達人へ、医学書院.

2) Florence Nightingale.（1968）Notes on Nursing: What It is and What It Is Not、看護覚え書−看護であること・看護でないこと−改訳第 6 版、現代社.

患者を安心させる言葉の力

四国大学 看護学部看護学科 教授　檀原いづみ

　私の知人で某病院の看護部長は「看護はセンスの良さと思慮深さ」で
あると、常日頃から話しています。私も教育の仕事をしていて、「看護の
センスの良さ」を持ち合わせている学生は何人かいます。しかし、「思慮
深さ」まで持ち合わせている学生はそうそういません。「思慮深さ」は学
生時代から看護師になり自身が成長していくプロセスの中で身につけて
いけばいいと思います。しかしA学生は「思慮深さ」を持ち合わせてい
るように思います。

　A学生は、どこの領域実習でも受け持ち患者様と上手にコミュニケー
ションがとれ、必要な看護が実践でき、臨地実習ではあまり苦労をして
こなかった学生だと思っていました。ところが、成人看護学実習（急性
期）で、学生が受け持たせていただいた患者様（K氏）は、実習1週目に
言葉数が少なく、A学生の問いかけにも最低限の返答をされるのみで、
必要以外のことは話されませんでした。A学生は〈とにかく自分自身が
このK患者様のところに居てはいけないのか？距離を置いたほうが良い
のだろうか？〉と思いながらも、検温やケアの時に少しでも話ができる
ようにと考えながら、ベッドサイドに行っては、会話ができるように努
めたと言うことでした。

　2週目の初日に、K患者様から「散歩に行きたい」とのことで、A学
生は車いすでK患者様と散歩に行き、大きな窓から外が見えるところに
車いすを止めてしばらく外を見ていました。すると、K患者様から「君
は〇〇県出身だったね。〇〇はいいところだね。」と話されたので、A
学生は嬉しくなり、〈自分の出身県を覚えていて下さった。1週目に自分
の関わりではあまり会話をすることもなかったが、もしかしてよかった

のかもしれない〉と思い「はい、〇〇いいところですよ。空気もきれい
ですし、海も山もすべてきれいです。」と話すと「そうだね。」とK患者
様がぽつりと言われ、それからしばらく沈黙があり、A学生は〈どうし
よう、何か話した方がいいのかもしれないが、K患者様の言われた「そ
うだね」は寂しそうな返事だったので何も言えない〉と思い、ずっと沈
黙のまま、K患者様とA学生は窓の外の景色を一緒に眺めていました。
すると、K患者様の方から「君、僕の病気は手術をしたら治ると思うか
ね。」と質問されたためA学生は〈手術のことが気になっておられたのか
な。医師の説明で納得されていなかったのかもしれない。医師も、簡単
な手術ですからすぐに終わりますと説明されていた。〉と思い出しながら
「治りますよ。先生（医師）もそう話されていましたよね。」と伝えると、
K患者様は「今までと同じように生活ができるかね。」と尋ねられたので
〈自信をもって〉「できますって。」と答えると、少し笑顔で「そうかね。
できるかね。」と返事をされたので、学生は嬉しくなり、〈散歩に行って
こんなに話してくださって良かった。〉と思い、この嬉しい気持ちを実習
指導担当のB先生に伝えました。すると「学生の立場で、勝手なことを
言ってはいけません。」と一喝され、A学生は〈やっぱり言ってはいけな
かったのか。でも患者さんは、すごく喜ばれていたけど…仕方ない〉と
思いながら、この時からK患者様のA学生に対する態度が変わり、よく
話をしてくださるようになりました。手術も無事終わり学生は、術後2
日間の看護しかできませんでしたが、K患者様は術後経過もよくお元気
になられました。

　K患者様は退院前に、実習指導に来ていたC先生に「手術前にA学生
さんに受け持っていただいてこんなに元気になりました。A学生さんは
本当に良い看護師になりますよ。よろしくお伝えください。」と、言われ
ました。C先生からこのことを聞いたA学生は、嬉しかったことは事実
ではありますが、受け持たせていただいた1週目の患者様のことを考え
ると、〈1週目の関りはあれでよかったのだろうか？判断ができない〉と

思い、Ａ学生自身の中で、何かすっきりしないものがあったようです。

　Ａ学生はこのＫ患者様のことを「コミュニケーションがとりにくい患者様」であると考えていたようです。しかし私はそのようには思いませんでした。そこで、私はＡ学生と一緒にＫ患者様はどのような方かを考えました。

《60歳代前半の男性。「不安定狭心症」で、医師からは「簡単な手術ですぐに治ります。」と言われてはいても、定年退職前で妻や家族のことを考えると、生命に直結している心臓の手術で、何かあったら取り返しがつかないとの不安や心配があったり、その思いを誰にも言えず、つらい日々を過ごされていたのではないか。Ａ学生が受け持たせていただいた１週目は、手術前の検査があったり、医師からの説明があったりしたため、そのことでいっぱい、いっぱいで、Ｋ患者様も心にゆとりもなかった状況でありながらも、臨地実習に来ている学生に受け持ちを許可してくださった真面目な方ではないか》

ということです。しかし、この時のＡ学生は、そのようにＫ患者様のことを考えてはいませんでした。今までの臨地実習と違い、受け持ち患者様とはなかなかコミュニケーションがとれないと思っていました。これはＫ患者様のことを考えているというより、Ａ学生が「どうしてコミュニケーションがとれないのだろう」と自分自身に関心が向いていたと思います。ですから、Ｋ患者様はどのような方なのかを考えることで、Ａ学生はＫ患者様のことが理解でき「コミュニケーションがとりにくい患者様」ではなかったことに気づきました。

　実習２週目の初日に、Ｋ患者様から「散歩に行きたい」との希望を言われたのは、それなりの理由があったと思われます。この場面こそ、Ｋ患者様に対する個別性のある看護実践ができた場面ととらえることができると思います。Ａ学生の地元の話をした後、Ｋ患者様は「そうだね。」とぽつりと言われ、寂しそうな返事だったためＡ学生は何も言わなかったことが良かったと思います。沈黙が続いた後、Ｋ患者様から「君、僕

の病気は手術をしたら治ると思うかね。」と質問されたためＡ学生は「治りますよ。先生（医師）もそう話されていましたよね。」と伝えると、Ｋ患者様は「今までと同じように生活ができるかね。」と尋ねられたので〈自信をもって〉「できますって。」と答えると、少し笑顔で「そうかね。できるかね。」と返事をされ、ここからＫ患者様は〈手術を受け元気になろう〉という気持ちになられたのではないかと想像いたします。

　一般的には、学生が患者様から治療に関して質問されたことに対して、Ｂ先生が言われたように、「学生の立場で、勝手なことを言ってはいけません。」と言うことはどの教員も指導することだと思います。今回Ａ学生がＫ患者様の個別性を考えて「治りますよ。先生（医師）もそう話されていましたよね。」、「今までと同じように生活ができるかね。」と尋ねられたので〈自信をもって〉「できますって。」とＡ学生が発言した言葉こそが看護だったと思います。しかしながらＡ学生がＢ先生に「この場面が看護です」と言うためには、これからも多くの患者様の対象理解を繰り返し行うことで、個別性のある看護が実践できると思います。やはりこのような時は、Ｂ先生が「どうしてＫ患者様に『治りますよ。先生（医師）もそう話されていましたよね。』とか『できますって。』と言ったの？」と言うことをＡ学生に聞いてほしかったと思います。学生は教員に一喝されると自分の行った看護を否定されたように感じることもあるからです。

　臨床現場では、看護職者の一言に患者様は救われることがあると思います。もちろんこの逆もあります。看護職者は常に自身が発する言葉が、患者様にどのように受け止められるのかを考えて言葉を大切に使わないといけないと思います。

我が子を「かわいい」と言えるには
-"かわいい"が促進される子育て支援-

安田女子大学 看護学部看護学科 准教授　津間　文子

はじめに

　私は、助産師として16年間の臨床の後、母子の支援と助産師・看護師教育に携わっています。その間に人生のテーマでもあり、現在の研究テーマである「子育て支援」に巡り合いました。現在では、子育ての主観的幸福感に着目し"子育てが幸せ"と感じることができる支援を目指しています。そのきっかけは、第2子出産後の乳房ケアをして下さった開業助産師より「"この子がかわいい、この子が愛しい"と思って育てることですよ。」と教えていただいたことです。この言葉は私にとって母親として子育て経験と職業経験を統合させていく力となり助産ケアの指標になりました。言葉を大事にしていくことは、生き方の礎ともなり、ケアの実践や研究の原動力ともなると思っています。そこで、子育ての原点であり、我が子に対して表現されている言葉の一つとして日常耳にしている「かわいい」という言葉について述べたいと思います。

1.「かわいい」とは

　今日では、「かわいい」と言う言葉は、主に「小さいもの、弱いものなどに心引かれる気持ちをいだくさま」という意味に代表されるように、小さいもの、弱いものを対象とした気持ちとして用いられています。その詳細をみていくと、愛情をもって大事にしてやりたい気持ちを覚えるさま、愛すべきである、といった内容が含まれています。

　「"かわいい"感情の心理学モデル」[1]によれば「かわいい」感情には、

ポジィテブである、脅威や緊張を感じない、適度に覚醒的である、接近動機づけがある、社会的交流を求めるといった特徴があることが示唆されています。つまり、「かわいい」ものには、人を引きつける何かがあるといえるでしょう。また、「かわいい」には、感情としての側面だけでなく、文化的価値観としての側面があるとされ、「かわいい」という感情を引き起こす対象や状況、その感情に価値があると、認めるかどうかは、その社会の文化的・歴史的背景に依存するともいわれています。

2．子育てにおける子どもが「かわいい」とは

　子育ては、子どもを「かわいい」と思えるから達成できる人生の大事業であるといえます。子どもは、小さく、弱いもの、という印象を大人に与えます。特に、生まれたばかりの赤ちゃんは、かわいらしくその容姿は異なっていても大人を引きつける力をもっています。赤ちゃんのかわいらしさの要因の1つとして、外見があることは疑いようがありません。

　動物行動学者コンラート＝ローレンツ[2]は、ヒトだけでなくイヌやトリなど多くの生物に共通する赤ちゃんの形態的・行動的特徴を調査した結果、「体に対する頭の大きさの割合が大きい、顔より頭蓋のほうが大きい（大きい額）、が大きく丸くて顔の中の低い位置にある、鼻と口が小さく頬がふくらんでいる、体がふっくらして手足が短くずんぐりしている、動作がぎこちない」という特徴を明らかにしました。このような特徴が、大人に赤ちゃんに対する愛護を掻き立て、赤ちゃんは大人の愛情行動を受けることができるのです。生まれたばかりの赤ちゃんは、生物学的な基盤に加え、「かわいい」感情の心理学モデルに沿った愛護を受けているといえるのです。

　セルフケアができない赤ちゃんは大人の保護なしでは生きていけません。それは、セルフケアが確立する就学前まで続きます。その後も、自

立した生活を営めるようになるまでは、保護者を中心とした周囲の支援が必要です。赤ちゃんの子育ての始まりは、育児は育自となり、親を親として育ててくれますが、とりわけ、出生から乳幼児のこの時期が子育てにおいては、親にはまず育児負担が生じてきます。子育てにおいて重点的な支援が求められる時期の一つです。適切な支援を受けることで子育て中の親が我が子を「かわいい」と思えることになるのではないでしょうか。

3．わが子が「かわいい」と言える子育て支援

　わが子が「かわいい」と言える子育て支援を考えるには、子育ての責任はだれにあるのかという原点を問い直してみる必要があるでしょう。わが国の子育てにおける親と社会との関係性の調査では、原則として子育ての責任は家族にあるとする世帯が多数を占めているといわれています。それでは、国家には責任はないのか、という疑問が生じます。

　松島[3]は、親になることと妊娠・出産期のケアについて、『子どもを育てたい、育てて良かったと思える社会をつくる―いのちを愛おしむ社会へ：少子化社会を考える懇談会中間とりまとめ（以下、少子化社会を考える懇談会中間とりまとめ、と略する）』および『少子化対策プラスワン』（厚生労働省：2002）において、我が国の子育て支援策を展開する上でリプロダクティブ・ヘルス／ライツの概念との関連について、3つの留意点を引用して、次のように述べています。

① 　子どもにとっての幸せの視点で（子どもの数だけを問題にするのではなく、子どもが心身ともに健やかに育つための支援という観点で取り組むこと。）
② 　産む・産まないは個人の選択（子どもを産むか産まないかは個人の

選択にゆだねるべきことであり、子どもを持つ意志のない人、子どもを産みたくても産めない人を心理的に追いつめることになってはならないこと。）

③　多様な家庭の形態や生き方に配慮（共働き家庭や片働き家庭、ひとり親家庭などな形態の家庭が存在していることや、結婚する・しない、子どもを・持たないなどといった多様な生き方があり、これらを尊重すること。）（下線は筆者）

　この３つの留意点について松島は、リプロダクティブ・ヘルス／ライツを保証した上での少子化対策としての子育て支援を進めるためには、重要なものであるといえます。しかしながら、この留意点はその後明示化されておらず、次世代育成支援対策推進法にも見ることはできない、と指摘しています。この概念を我が国の政策を通して子育て文化に浸透していくように、世界に類をみない少子国で"少ない子どもを大切に育てられるように""親になること"と"子育て支援"のあるべき姿を論議していく必要があるでしょう。

　本来、わが子は「かわいい」ものであり、多様なライフコース、多様な家族の子育てであっても、「かわいい」と思わず言葉にできるように支援していくことがこれからの子育て支援には求められているといえます。

４．助産師による子育て支援の展望

　助産師の担う子育て支援は、看護職のなかでも周産期ケアの専門職であるため、母乳育児、乳房ケア、離乳食指導などが主な支援内容です。勤務助産師、開業助産師、フリー助産師等の活動を通して、対象者のより身近で身体的ケアをはじめ情緒的な支援を行い「母親が育児に自信がもてる」ことを目標としています。さらに助産師は、女性のためだけで

はなく、家族及び地域に対しても健康に関する相談と教育に重要な役割を持っています。この業務は、産前教育、親になる準備を含み、さらに、女性の健康、性と生殖に関する健康、育児におよびます。「助産師は、家庭、地域（助産所を含む）、病院、診療所、ヘルスユニットとさまざまな場で実践することができる」[4]（日本看護協会：2011）とあるように、子育支援の場所を限定しないで、周産期において子どもの誕生を対象者と共有していく職種です。そこでの助産師の実践によって社会全体で子どもと子育てを応援していけるといえるでしょう。また、妊娠期からの継続した支援によって、子育てに自信をもつことができ、わが子が「かわいい」と言える親を育てることになるでしょう。

文献

1）入戸野宏（2016）"かわいい"感情の心理学モデル、情報処理 57（2）、128-131

2）コンラート・ローレンツ（1998）・日高敏隆訳、ソロモンの指環　動物行動学入門、ハヤカワ文庫

3）松島　京（2003）親になることと妊娠・出産期のケア －地域医療と子育て支援の可能性－、立命館産業社会論集第39巻第2号、22

4）日本看護協会（2017）、2017年改訂　助産師の定義、http://www.nurse.or.jp/nursing/international/icm/basic/definition/pdf/midwife_jp.pdf（2019. 2. 18アクセス）

重症心身障害児の身体で語る思い

安田女子大学 看護学部看護学科 助教 　藤堂美由紀

　看護師として、教員として、励まされ、原動力となった言葉はたくさんありました。しかし、言葉ではないけれど、言葉以上に、頑張ろうと励まされる非言語があることを私は知りました。

　重症心身障害児（以下、重症児）と呼ばれる子ども達は、身体的にも知的にも重度の障害をもっており、自分の意思を言葉で表現することが難しいといわれています。その子どもの反応を読み取りコミュニケーションの手がかりを得ることも難しいといわれています。しかし子ども達は、自分の気持ちや意思を肌や体温、ほんのわずかな表情の変化から全身を使った表現で伝えてくれています。その重症児の身体で語る非言語の持つ力に私は驚かされる毎日でした。「どのような形でも自分の気持ちを伝えることはできる」と思いました。しかし、それだけでは会話は成立しません。子どものことを、「わかろう」「知ろう」「一緒に感じよう」という私たちの思いを汲み取ろうとする姿勢があってこそ会話のキャッチボールは成立するのです。

　私は、かかわった多くの重症児に非言語の持つ力を教えてもらうことができました。

重症心身障害児との出会い

　私は、子育てや小児看護の経験から子どもは言葉で自分の意思を正確に伝えることが難しいことは理解していました。そのうえで、「泣いて訴える」「ぐずって訴える」「イヤイヤで訴える」意味を読み取りながら子どもの気持ちを理解しようと努力していました。小児科病棟を退職した

後、私は、自宅で生活しながら重症心身障害児通所施設に通う重症児とかかわる仕事に就きました。

重症心身障害児通所施設には、年齢よりかなり小さい身体の子ども、気管切開し人工呼吸器を装着している子どもなど、生きていくための医療的ケアが必要な子どもが多くいました。何よりも驚いたのは、小児科病棟で今まで私がみてきた子ども達とは意思表示の表現方法が違っていることでした。重症児の中には、自分の気持ちや意思を挙手や手を振ることによって表現できる子どももいれば、「あー、あー」などの喃語で表現できる子ども、筋緊張の亢進で表現する子どもとさまざまでした。しかし、重症児の中でも重度の障害をもつ超重症児には、人工呼吸器を装着している子どももおり、言葉を発することや自分の意思で身体を動かすことがまったくできない子どももいました。その子ども達は、ほんの少しの口角の動きや瞬き、目の動き、顔色の変化（顔が真っ赤になったり蒼白になったりする）、心拍の上昇やSPO$_2$、体温の変化などによって自分の意思を表現しており、何かちょっと違うと感じる程度の反応しかない場合もありました。

読み取れない戸惑い

重症心身障害児通所施設で、私は看護師として毎日重症児とかかわるようになり、そこで大きな壁にぶち当たりました。

重症児の中には、身体に触ることも躊躇してしまうくらいの拘縮や変形、筋緊張の亢進、抱っこやおむつ交換１つで骨折や脱臼をしてしまうのではないかと思うほどの身体の脆弱性の子どもがいました。また、まったく反応がみられず、痛いのか苦しいのか辛いのかさえもわからない、唇が震えているけど何を意味しているのかわからない状態の子どももおり、私は、かかわりやコミュニケーションの難しさを抱える毎日でした。

重症心身障害児の身体で語る思い | *117*

　家族から、

「楽しい時、嫌な時には、こんな反応がありますよ」

と伝えられても、その反応を私は読み取ることができず、

「今、何を思ってるの？苦しいの？悲しいの？それとも気持ちいいの？」

と戸惑いでいっぱいでした。小児科病棟の時のように、「泣いて」「ぐずって」「イヤイヤで」でも訴えてくれたら、子どもの気持ちが理解できるのにと悩む日々でした。最後には、わからなくても看護はできると開き直る部分もあるくらいでした。

保育士と重症児のかかわりからみえてきたもの

　私が勤務していた施設では、毎朝子どもたちは集まり、朝の会をしていました。その会は、保育士や機能訓練士（理学療法士や作業療法士）が中心となって、お当番と呼ばれる子どもと一緒に進めていました。もちろん、人工呼吸器を装着している寝たきりの子どもも当番になることがあります。お当番は保育士と一緒に本日の遊びや活動の内容を発表します。そして1人ひとり名前を呼ばれて出席の返事（ほとんどスタッフとともに挙手をする）をし、機能訓練士の考えた体操（これもほとんどスタッフにマッサージやストレッチ体操をしてもらう）や絵本の読み聞かせの後、遊びや活動を行っていました。

　A君という男の子は、自分で身体を動かすことができない寝たきりの超重症児でした。いつも登園してくるときから筋緊張が強く、痰の吸引も多い時は1分毎、気管切開から酸素投与をしているのに、何故だかSPO$_2$が90％に下がり、心拍が上昇している状態でした。私は、

「こんなに悪い状態で通って大丈夫なのかな。呼吸状態が急変したらどうしよう」

と思いながら、胸部を聴診してフィジカルアセスメントを行い、胃瘻から水分補給を行っていました。

その日Ａ君は、お当番でした。朝から体調は思わしくないと判断しましたが、朝の会に一緒に参加し、頻回の吸引とモニターの確認のため常時そばにいました。私はＡ君に、
「今日はお当番さんだね。そういえば、今日はＡ君が一番お兄ちゃんだね。張り切らんとね」
と言いました。するとみるみる顔が真っ青になりチアノーゼが出現し、SPO$_2$は90％に下がり、心拍も110回／分を超えアラームが鳴り、頻回の痰吸引が必要になってきました。筋緊張も強くなり、ビクッビクッと小刻みに身体も震えけいれん発作？と思うような状態になりました。この時私は、自分の発した言葉がＡ君の心の緊張と不安を助長させたことにまったく気づいていませんでした。
　保育士さんは、ニコニコ笑いながら、
「Ａ君、今日は自分より小さい子がたくさんいるから、自分の方がお兄ちゃんだと思うと緊張するんだよね。家ではいつも弟だから、お兄ちゃんという状況は苦手なんだよね」
「それに今日はお当番だからかっこいいところ見せないといけないから余計緊張してるんでしょ。怖いんなら抱っこしてもらいんさい」
と言い、Ａ君の頭を撫でていました。私は、「えっ？」と思い、吸引が終わると保育士の言われるようにＡ君を抱っこしました。そしてＡ君に、
「ごめんね。一番お兄ちゃんって言って。プレッシャーかけてたんだね」
と抱っこしたまま背中をさすりました。すると、Ａ君の筋緊張で堅くなった身体の力がスーッと抜け柔らかくなり、心拍数もSPO$_2$も落ち着き、アラームが鳴り止みました。
　私は、Ａ君の示した反応を呼吸状態の悪化という症状としてとらえていたのに対して、保育士さんは、
「みんなの前は緊張するよ。怖いよ。嫌だよ」
というＡ君の心の訴えとして読み取っていたことに、その時気づきました。

わかりたい、知りたいと興味・関心をもつ

　それから私は、子ども達のちょっとした表情の変化や体調の変化、モニターの変化やアラームにさえも訴えのサインがあるのではないかと考えるようになり、常に「今、この子は、何を言いたいのかな？」と思うようになりました。私自身が、「わかりたい」「知りたい」と興味・関心を抱かないと決して気づくことはできないと考えたからです。

　手をつないだり、擦ったり、抱っこしたり、肌と肌が触れ合って、五感で感じることにより、「あっ、今身体の力が抜けた。嬉しいんじゃないかな？」「もしかしてこう感じているんじゃないかな？」と気づくことができるようになったのです。それを何回も繰り返すと、怖いときには、口角がピクピクしたり、唇が震えるというサインがあったり、楽しい時には、唾液（よだれ）をダラーっと出したり、嬉しくて何回もやってほしい遊びがあるときには、指を少しだけ何回も動かす動作があることをわかるようになってきました。

　読み取りが本当に一致しているのか確証が持てず、独りよがりなのかもしれないと思うことも数多くありました。
「○○ちゃん、嬉しい時こんな表情があるよね」
とスタッフ同士で確認し合うことも大切です。

　私が大学の教員になることを決意し、子ども達に伝えたとき、筋緊張で反り返りがひどくなり、上肢の振戦が止まらない子どもがいました。スタッフから、
「辞めてほしくないんよ。悲しいんだね」
と言われていました。私はその子を抱っこし、
「今までたくさんの喜びをありがとね。先生になっても頑張るよ。会いに来るからお別れじゃないよ。」
と伝えました。すると、その子の筋緊張が緩み、私の抱っこの中で柔らかくなってくれました。そして視線が合いました。「これからは先生と

して頑張ってね」と励ましの言葉をくれたのだと確信しています。

子どもの権利を守る

　世界中のどの子どもにも「生きる権利」「育つ権利」「守られる権利」「参加する権利」があります。これは、1989年、国際連合総会において採択され、日本でも1994年に批准された「子どもの権利条約」に定められた4つの守るべき子どもの権利です。

　子どもは成長発達の途中であり、自分の意思を正確に言葉で伝えることが難しく、泣いたり、身体で表現することによって、私たち大人に伝えてくれています。重度の知的、身体的な障害をもつ重症児もその子なりの力で、自分の気持ちや意思を伝え、必死に社会に参加しようとしています。

　しかし、この子ども達の「生きたい」「育ちたい」「守られたい」「参加したい」という意思表示は、私達大人が「何を思っているのだろう」「何を望んでいるのだろう」と「わかろう」「知ろう」とする気持ちがないと決して守ることはできません。

　私は、小児看護を行う看護師として、重症児から身体で語る非言語の持つ力のすごさ、人として子ども達を理解しようとする姿勢の大切さを学びました。

今の自分を肯定し、導いてくれる言葉

純真学園大学 保健医療学部看護学科 教授　中西　順子

今の自分を肯定してくれた
「なるようになる」、「あるがまま」、「なすがまま」

　私が看護師人生をスタートさせたのは、自分の生まれ故郷ではなく、看護専門学校を卒業した関西でした。当時設立されてまだ2〜3年くらいの周産期（出産前後の赤ちゃんと母親）の医療を専門とする病院に就職し、NICU（Neonatal Intensive Care Unit、新生児集中治療室）・GCU（Growing Care Unit、新生児治療回復室）に配属されました。学生時代に見たことも触れたこともない、とてもとても小さな赤ちゃんや1人では息もできず人工呼吸器が必要な重症の赤ちゃんの前に立ち、自分の非力さに、すぐに就職したことを後悔しました。その命の儚さと自分が赤ちゃんを殺してしまうのではないかという恐怖で何もできない私でした。その私に、今は愛情だったと思える先輩からの叱咤激励をたくさんいただきました。当時は落ち込み、体重も入職後3か月で8キログラム減って、今とは比べ物にならないくらい痩せてしまいました。毎日毎日仕事をいつ辞めようかと考えてばかりで、毎年毎年師長さんに「今年で辞めます」と言って面接を受けていました。家庭の事情でその病院を本当に退職し、地元に戻り、親の介護をしながらその後も喜んだり悲しんだり、苦しんだりしながら臨床で子どもたちの看護を実践していました。その間20歳代で母を、30歳代で父を亡くす経験もしました。

　そんな私をささえてくれたのが、「なるようになる」、「あるがまま」、「なすがまま」という言葉でした。これは私の父の口癖で、私にとっては父の遺言のような言葉です。父も自分の生まれ故郷から遠く離れた地で

暮らし、たくさん苦労をしてきた人でしたから、これらの言葉で自分を励ましていたのかもしれません。その口癖を子どもの頃から聞いていたものですから、大人になっても耳に残っていて、いつの間にか自分の口癖になっていました。父はよく「ケーセラーセラ、なるようになる」と言っていました。調べてみますと、昭和30年代に映画の主題歌として流行したそうです。スペイン語など話せない父でしたが、その影響で知っていたのでしょうか。便利な電子辞書に入っている『明鏡国語辞典』で「なるようになる」を調べてみますと、「物事というものは自然の成り行きに従うもので、人為でどうこうなるものではない」とあります。便利なインターネットで調べると、『三省堂大辞林』で「あるがまま」は、「実際にある、その状態のまま。ありのまま。」とあります。『実用日本語表現辞典』で「なすがまま」は、「自然の流れなどに身を任せていること、周囲の状況の変化に対してありのままであること。」とあります。今までは何となくわかったつもりで使っていたこの３つの言葉を、初めて辞書を使って調べてみました。３つの言葉からはキーワードとして、自然の成り行きに従う、ありのまま、自然の流れ、などをとらえることができるように思います。自然体で、気負うことなく、頑張れというように解釈すると、自分がこの３つの言葉で肯定された気になったのがわかるようです。

節目で導いてくれる「今がそのとき」

　臨床で10数年勤務した後、縁あって看護専門学校に就職しました。准看護師の資格を持ち、働きながら看護師の資格を得る学生のための学校です。その学校の校長先生の口癖が、「今がそのとき」というお言葉でした。学生や教員に対してお話しされるときによく用いられていました。当時はその言葉を学生指導にも活用していて、「校長先生が言ってたやろう、今がその時って。だから頑張ろう。」といった感じで使っていまし

た。しかし、その言葉を自分のために用いるようになったのは、40歳を過ぎて、なぜかしらものすごく勉強する機会を得てからでした。専門学校から看護教員の研修のために1年間東京で寮生活をしながら勉強しました。その1年が終了したあと通信の大学に編入し進学しました。とても1人では続かないので、妹と一緒に進学です。初めて同級生となりました。そこを2年で卒業したら、次は専門学校の当時の上司の勧めで大学院修士課程に進学しました。これもたまたま専門学校に講演においでになった大学の教授から、大学院をつくるので誰か進学したい人がいませんかとお話があり、上司が私に勧めてくれたものでした。絶対に受かるはずがないと思っていたら、なぜか合格してびっくり！です。大学院に在学中に専門学校は退職したのですが、その後大学院修了とともに看護系大学の教員となりました。大学の教員となってすでに10年以上が経過し、年齢もかなり重ねて50歳も半分過ぎたのに、今もまだ自分自身が学生として勉強しています。まさか大学院博士課程に進むとは思ってもみませんでしたが、これも縁あって受け入れてくださるやさしい教授がおられたおかげで、また違った勉強ができています。この文章を書いている今は博士課程修了に向けて追い込みの真っ最中です。40歳過ぎてからなぜか勉強することが楽しくなり、老後の資金を積み立てる前にお給料は学費に飛んでいきます。若いころには年を取ってから学生になるなんて、ましてや高校卒業時には大学に落ちて看護専門学校に進学した私が大学院にいるなんて、想像もしませんでした。しかし、校長先生が言われた「今がそのとき」が、私にとっては40歳すぎてからのことだったんだなと思います。さまざまなご縁があって大学院にまで進学しましたが、「今がそのとき」と人生の節目で考え、断らずトライできたことは大変ありがたいことでした。同じようにご縁があっても「今は無理」と言っていれば、進学もせず勉強もせずにいたのかもしれません。

未来の新人・ベテラン看護師にむけてエールを

　学生と接してきて、長い年月が経ちました。その学生はすでに臨床の場でベテラン看護師になって活躍している人が多くなりました。ただ、残念ながら大切な教え子のお葬式も経験しました。学生の時から本当にやさしく、真面目で、おまけにイケメンで、身長も高くて。残念でなりませんでした。私が最初に就職したところがNICU・GCUでしたから、子どもたちの死にも何人も関わり、自分の両親を看取り、そして教え子をおくり、死とは身近なものだと感じています。看護の中で、QOL（Quality of Life）を「生活の質」と訳すことがあります。自分が学生の頃にはQOLを高めるために、どう看護すればよいのかを学び、看護目標にもあげていました。しかし、若いうちから死と関わり、家族の喪失体験も重なる中でQODということを知りました。QODはQuality of Deathで「死の質」と書かれていたように記憶しています。その時読んだ本の名前は忘れているのですが、その中に「良く死ぬために良く生きる」というようなことが書かれていたと覚えています。人間はいつか死にます。若いうちは死について考えることはほとんどありませんが、自分が死に逝く人を看護していく中で、QOLとQOD、どちらも考えることが必要だと実感していきました。

　そういう人の生死に関わる看護師になろうとする学生や、新人看護師になった卒業生から、自分は看護師に向いてないのではないか、または看護師に向いてない、と相談を受けた時に次のように話すことがあります。

「看護師に向いてたかどうかの判断は患者さんがつけてくれる。でも、自分で判断しようとしたら、それは自分が看護師をやめるか、または自分が死ぬ時にしかわからないよ」と。他人から見たら、向いてないように思う看護師でも、患者さんがなぜか認めてくださる場合があります。どんなに素晴らしいと思える看護師でも、あっさり辞める人もいます。

今の自分を肯定し、導いてくれる言葉 | *125*

そういう自分も看護師にも教員にも向いているようには思えないのに、今もってこの道に存在しています。人生ってわからないものですよね。

　生と死、他人の人生、関わる重さにとまどいを覚え、看護師に向いていないのではと悩むことは多くありますが、等身大の自分自身を「あるがまま」に受け入れ、自分のやりたいことを「今がその時」と実行し、「なすがまま」に継続してみてください。そうすると「なるようになる」と思います。真面目な看護師にも、柳のような柔軟性が必要です。現代はあまり「頑張れ」とは言ってはいけないと言われていますが、未来の新人・ベテラン看護師にエールを送ります。

　自然体で、気負うことなく、頑張れ！

行動変容につながる言葉の力

福山平成大学 福祉健康学部健康スポーツ科学科 准教授　中村　雅子

1．ヘルスコミュニケーション

　平成30年12月の初旬、日本学校保健学会第65回学術大会が大分県別府市で開催され、別府温泉にも心を惹かれたこともあり、参加しました。その学会で特に心に残った講演が、
「健康課題解決に向けた『教育と医療とメディア』の協働〜変わるヘルスコミュニケーションの最前線〜」
でした。講師の方は、NHK科学の環境番組部チーフ・ディレクターをされている、市川衛氏でした。ヘルスコミュニケーションの最前線という事で、教育関係者や医療関係者は、SNS等の情報通信機器やテレビなどの「メディア」と連携して、アプローチを行い、健康課題の解決に繋げようというものでした。
　そもそもこのヘルスコミュニケーションとは何だろうと思われるでしょうが、アメリカ疾病予防研究センター（CDC）によりますと、
「個人や団体がより健康に良い選択ができるよう、情報や影響を与えるコミュニケーションの戦略を研究・利用する」
となっています。この「戦略」という言葉がキーワードのようです。
　私は、昭和51年から35年間、小学校、中学校、高等学校、特別支援学校の養護教諭をしてきましたが、子どもたちの健康課題の解決や疾病予防を目的とした健康行動を身に付けさせるために、様々な場面で保健指導等の健康教育を行ってきました。指導をする対象の子どもたちの年齢や発達段階、興味・関心に応じた内容でと工夫してきましたが、特に特別支援学校の子どもたちには、音楽や踊り、劇やクイズ等を利用し、楽

しく指導を受けることにより、指導内容に興味と関心を持ってもらえるように努めました。まさに、ヘルスコミュニケーションの定義にある、情報や影響を与えるコミュニケーションの戦略を利用していたのだと思います。

　市川氏の紹介されたヘルスコミュニケーションのわかりやすい事例として、スタンフォード大学の研究例を報告されました。
「カフェテリア形式の学生食堂で、野菜メニューがより選ばれるようにするには、どうすれば良いか？」
について調査され、野菜メニューの説明表示を「体に良い・栄養がある」という表示より、「おいしい・新鮮」なことを強調したほうが、選ばれる割合が大幅に高まることがわかったそうです。先入観などの「あるべき論」をはずし、「戦略的」に頭をひねることが大切なようです。

　さらに注目されている事として紹介されたのが、「ゲーミフィケーション」という取り組みで、SNSやスマホゲームなどを用い、楽しみながら健康に役立つ行動を引き出そうとするのだそうです。わかりやすい事例としては、米ハーバード大学とプロ野球パリーグが共同で、2016年からスマホの歩数計機能を利用し、たくさん歩くと、ひいきしているチームにポイントが加算され、仮想のペナントレースの順位に反映されるというものです。ただ単に「歩くことが健康に良いから歩きましょう」というメッセージを伝えるだけではなく、歩くという健康行動が、楽しいゲームに参加することに繋がるという戦略は素晴らしいと思います。

　私たち（子ども含め）は、疾病予防や健康課題の解決方法等の知識はある程度持っていますが、その行動を続けることが難しいと感じています。疾病予防や健康課題の解決に向けて、「正しい行動」だから、「役に立つ」からだけではなく、「楽しい」から、「続けたら凄く良いことがあった」からというような戦略をたてる必要性を改めて教えていただいた講演でした。

2．アサーション（自己表現）トレーニング

　近年の青少年の心や身体の健康問題は、生活習慣病やアレルギー疾患の増加、飲酒、喫煙、薬物乱用、不登校や引きこもり、いじめや虐待等多様化されています。それらの問題の一因として挙げられていることが、青少年のコミュニケーション能力の不足です。SNS等の情報通信機器の利用が急増している中、お互いの直接のコミュニケーションの機会は減ってきています。自分の願いや気持ちを上手に伝えられないだけでなく、相手からの嫌だと思っている誘いに対しても、きちんと断ることができず、問題行動に繋がってしまうこともあります。これらのコミュニケーション力をつけるための一技法として「アサーショントレーニング」が用いられています。

　人事労務用語辞典には、『「アサーション」とは、より良い人間関係を構築するためのコミュニケーションスキルの一つで、「人は誰でも自分の意見や要求を表明する権利がある」との立場に基づく自己主張の事です。トレーニングを通じて、一方的に自分の意見を押し付けるのでも、我慢するのでもなく、お互いを尊重しながら率直に自己表現ができるようになることを目指します』とあります。この「アサーション」の中で、特に日常生活に簡単に活用できる方法の1つが、「Ｉメッセージ」だと思います。相手の失敗や変わってほしいと思う行動に対して、「あなたは、だからダメなんだ」とか、「あなたのその行為は許せない」等は、「Youメッセージ」と言われ、相手を批判するメッセージとなりますが、「私はあなたの事が心配」や「私はあなたの行動に対して悲しい」等の「Ｉメッセージ」では、批判せずに相手の行動を変えることが可能だと言われています。

　以上のように、コミュニケーションを通して、自己主張もしつつ、相手の行動の変容にも繋がる「アサーショントレーニング」は青少年に身に付けてほしいスキルでもあり、教員としても今後活用していきたいと

思います。

3. おわりに

　これまで40年以上、青少年を対象に健康教育に関わってきました。私の対象としてきた世代は、最も健康で病気にならない世代ですから、疾病を予防するための健康行動を身に付けさせることはとても大変です。この度は「ヘルスコミュニケーション」と「アサーショントレーニング」等のご紹介を交えながら、行動変容に繋がる言葉の力について考えを述べさせていただきました。

思いを送り届ける力

安田女子大学 看護学部看護学科 講師　中吉　陽子

1．苦い思い出

　今でも鮮明に思い出す場面があります。それは初めて受け持ち患者さんの看護過程を展開する臨地実習での一場面です。学生である私は、微熱が持続しているＡさん（70歳代）を受け持たせていただき、何とかＡさんにバイタルサイン測定以外の看護ケアをさせていただきたいと焦っていました。なぜなら、同じ病棟で実習をしている仲間はすでに足浴や清拭等の看護ケアを実施し、２回目の実施はここを修正してこんなふうに実施しようと看護過程を展開している最中にもかかわらず、私はバイタルサインの測定しかＡさんに行えていなかったからです。微熱が持続しているＡさんは読書などをして入院生活を過ごしていましたが、倦怠感を理由に私が提案する看護ケアは拒んでいました。Ａさんの娘さんは毎日面会に訪れ、ベッドサイドで読書をしながら時間を過ごしておられました。Ａさんと娘さんの間に沈黙が多くありましたが、お互いを思いやり、大切にしていることが伝わってくるような空気が漂い、家族の絆の強さを感じていました。そんな中、いつものとおり体温の測定値をＡさんに伝えると、「りんじゅうちはいくらか」とＡさんは私にいいました。『リンジュウチ…』と頭の中で復唱しましたが、単語すら浮かばず、何を問われているのかわかりませんでした。Ａさんは「臨終値はいくらか」といらだった様子でもう１度いいました。読書をしていた娘さんが「お父さん、そんなことを言って」と苦笑いしながら私に目配せをしたので、私はやっとＡさんが尋ねた内容が理解できました。Ａさんの言葉の荒々しさと私に尋ねた内容の深刻さにどういう答えが正解なのかという

思いで頭の中が一杯になりました。正解がわからず、ただ沈黙に足がすくみ、気が付くと、
「学生なのでわかりません」
と答えていました。Aさんは、
「そんなこともわからんのか。何を勉強しているのか」
と大声を上げ、私に背を向けました。

2．Aさんと私、ふたりの思い

　今だからわかることがあります。Aさんは家族から愛され、Aさんも家族を大切にされていました。家族関係は良好であるとアセスメントした私は、Aさんの情緒は安定しており、心配していませんでした。また、低学年の学生に重症な患者さんの看護はできないから、必然的に受け持たせていただける患者さんは、状態が安定した方や軽症の方だろうと自己中心的に思っていました。当時の稚拙で浅はかな私は、視覚的な病状を追うのに精一杯で、すっかりフィルターを介してAさんを見ていたのだと思います。だからAさんの思いを受け取ることができませんでした。Aさんは病気の症状に身体的にも精神的にも苦痛を感じ、ストレス状態に置かれていました。いつまで続くかわからない、見通しの立たない入院生活は、慣れ親しんだ家庭からAさんを遠ざけ、孤独を強いていたかもしれません。誰しもが不安や恐怖を感じるような環境に置かれたAさんは、ひたすら耐え忍んでいたのかもしれません。なかなか病状が軽快しない自分自身や予後に対して「どうなるのだろう」と不安や焦りを感じておられたのだと思います。岡堂は、このような状況にある患者について、重症・軽症を問わず、病気は死を予感させる。多くの患者が最も知りたいことは、治癒の可能性、予後の見通し、死の危険性であると述べています。Aさんは誰かと自分の死の可能性について、率直に対話したいと思っていたのかもしれません。その思いがあふれ出た瞬間

に偶然私が居合わせたのかもしれません。人間発達学の視座から鑑みると、Aさんは人生の最終段階にあり、歩んできた人生の先にあの入院生活がありました。自分自身に老いを自覚しながらも、先の人生の充実を切望し、治療に臨んでいたとも考えられます。また、もしかしたらあの時のAさんは、目の前にいる学生は少しも自分の心情を理解していない、理解しようとすらしていないことに気づき、その態度に苛立ちを感じただけかもしれません。Aさんのことを思い出すと、様々な感情が巡ります。

　さらに、未だに自問自答を繰り返していることがあります。それは、Aさんは自分の思いを自覚していたのかどうかということです。Aさんの中にはネガティブな感情が渦巻いていました。自分が不安に苛まれて苦しいと自覚し、それを私に伝えようと意識的に言葉を発したのでしょうか。何度考えても、あの時のAさんは自分の思いに気づいておらず、無意識的であったという結論に至ります。そして、自分すらも気づいていない思いを、知らず知らずのうちに言葉に託し、エネルギーの限り増大させて私に投げかけたのではないでしょうか。未熟な私は、Aさんの言葉を受けることができませんでした。その重大さに気づきもせず、気づく余裕すらなく「学生なのでわかりません」ととっさに殻に閉じこもるような思いを託した言葉を発し、Aさんに届けてしまいました。自己防衛のための本能的な言葉でしたが、Aさんにとっては拒絶、無視、攻撃など自分の存在を脅かすもののような思いとして届いたかもしれません。あの時の「りんじゅうちはいくらか」という言葉に託されたAさんの思いを受けることができていたら、Aさんの思いと私の思いがすれ違わずにいたら、何が変わっていたのだろうと「たられば」の架空の出来事をとりとめもなく考え込んでしまいます。

3．言葉の持つ力、それは、思いを送り届ける力

　Aさんの言葉が私に教えてくれたこと、それは、言葉は時に、無意識的な思いすらも届けてしまうことです。『思う』とは1つのイメージが心の中にできあがって、それ1つが変わらずに心の中にあることを意味し、『思う』の名詞形が『思い』で、心の中に無意識的に湧き上がってくるイメージをいいます。『思い』とはありのままのその人自身ではないでしょうか。Aさんの切実な「りんじゅうちはいくらか」という言葉、私のとっさに口から出てしまった「学生なのでわかりません」という言葉には、確かにそれぞれの無意識的な思いが託されて相手に届いてしまいました。ありのままの自分自身でした。もちろん、その思いを言葉に託して相手に届けようと意図していませんし、相手に届いてしまったら、どうしようもありません。言霊という単語があるように、古代日本人は言葉には不思議な力が宿り、特別な力を持っていると考えていたようです。Aさんとの出会いを経験し、私もそのとおりだと考えるようになりました。ただし、言葉の持つ不思議な力は、言葉に表すことを現実に実現するという呪力ではなく、言葉を発する人の目に見えない、言葉に尽くせない思いを送り届ける力だと考えています。

　現在、私は看護教育に携わっています。そして、患者さんとの関わりの中で悩み苦しみながらも自分の関わりを省察する学生に、
「その患者さんの言葉の向こうにある思いはどうだろうか」
と問いかけています。看護を志す学生たちにも、私がAさんとの出会いの中で経験した言葉に託された思い、つまり、ありのままの患者さんと対峙してもらいたいからです。学生たちは、患者さんの思い、ありのままの患者さんを受け入れ、時間を共有し、相手のことを理解したり自分のことを理解してもらったりと、双方の関係性を深めていきます。言葉は患者さんの思いを学生に送り届け、成長の道しるべになっていました。言葉は、無意識的な思いを送り届けるだけでなく、送り届けた相手

を変容させる力も持っているようです。

　Aさんとのエピソードには後日談があります。終了した点滴の抜針をするために看護師長さんがAさんの病室を訪れました。看護師長さんはAさんの点滴の処置をしながら、おもむろに、

「いつになったら熱が下がるのかって考えてしまいますよね。何回測っても、測るたびに熱があるのだから。嫌になりますよね」

と率直な言葉でAさんに語りかけました。Aさんはうなずきながら「そうなんです」と言い、点滴の刺入部をじっと見つめていました。すべての処置が終了すると看護師長さんは何も言わず退室されました。学生の私は、看護師長さんが来られたことに緊張しつつベッドサイドに立っていました。看護師長さんはAさんに言葉を送り届けながら、学生に大切なことを気づかせたいという思いを示してくださったのだと、後に気づくことができました。

文献

1）岡堂哲雄編（2010）患者の心理とケアの指針、金子書房

2）大野晋（1999）日本語練習帳、岩波新書

私が大切にしている言葉
‑なすところの願いとして　成就せずということなし‑

日赤九州国際看護大学 講師　西尾美登里

言葉との出会い

　昭和40年代、私の実家はめずらしい２世帯住宅でした。学生結婚の父と母のために、祖父母が家を建増したためです。１階には祖母の営む美容室の店舗と祖父母の住居、２階には私たち家族と従業員が生活する部屋がありました。１階に伸びる階段を下ると、真正面には仏間がありました。その仏間には、御線香の香りや煙が常に漂い、時々大きな座布団に正座した妹が泣きながら、黄土色のお灸を据えられていました。妹のお転婆を叱るために、祖父母が正座した太腿とグ～と握った橈骨に、こんもりとしたお灸を据えていた時だけは、藻草の蒸せた匂いが漂っていたのを思い出します。神社に月参りする祖父母と６歳まで同居していた私は、家に神棚と仏間があることに何の違和感もなく育ちました。

　お寺が経営している保育園に通ったのは、祖父母や親の宗教観や信仰ではなく、家から一番近い保育園であったことが理由です。その保育園の近くには相撲力士専用の旅館があり、九州場所になると鬢付け油の香りに包まれて登園しました。今振り返ると、私は幼いころから家の中でも外でも、仏壇や神棚や日本文化の中で育ったといえるでしょう。その保育園を卒園して、約40年が経ちましたが、最も大切な友人は当時から楠の大木にぶら下がり、鬼ごっこをして遊んだ保育園からの幼馴染です。３つ子の魂百までとはよくいったもので、保育園で教えられた通り、感謝する時や祈願する時には手を合わせたくなります。高校の頃には相撲の追っかけをしたこともあります。

「なすところの願いとして　成就せずということなし」

私はその言葉の意味を聞いたとき、「思い描いたら、きっと現実になるのだろう」と思いました。

発信した言葉の力

保育園の卒園文集に書いた、私の将来なりたいものは「かんごふさん」で、私はその通り看護師として働きました。高校時代にはその夢は忘れていましたが、一番仲の良い友人が「看護婦」を目指していたため刺激されて再び「看護婦」になると決めました。当時は父親が私に「教師か薬剤師になるといい」といった言葉には、従わない決心をしていましたが、気が付けば父が口にした通り私の現在の職は教員です。

看護師として働きながら、自分がいかに様々なことに疎い人間なのか考えるようになり、子が小学校に入学した時には、
「私はこの子が10歳になったら大学院に行くんだ」
と決心し、コツコツと貯金をして受験対策として英文を読むようになりました。数年間、夫以外には口にしませんでしたが、子が9歳になり、周囲にその思いを口にすると、協力と応援をしてくれる医師や仲間ができ、トントン拍子で大学院への進学が決まりました。

これまでの人生を振り返ってみると、言葉通りに結果を招いていることが多く、願いを口にすることの力を強く感じます。

10年以上も昔の話ですが、小児科には「学校に行きたくない」児童と、「子は、学校に行かねばならない」と思っている母親が診察を受けていました。

医師は児と母親に投げかけました。
「学校に行かないことは、君にとって、実は役に立っていることじゃないかな？」

すると、児は、

「家が好き。家は楽しい」
と答えました。つぎは母親に投げかけます。
「お子さんが学校に行かないことによって、お母さん、あなたも実は役に立っていることがあるのでは？」
　すると、母親は、
「家の中で過ごすと、イライラしていないおだやかな子になっていて、私もイライラせずに接することができる」
と答えました。
　母親は、たとえイライラした時であっても、子どもの幸せを願っていたことに違いありませんが、「子は学校に行くものであり、行かねばならない」と考えているままでは、ずっとおだやかな日常は送れなかったかもしれません。しかし、学校に行かないことは、実は子にとっても母親にとっても役に立っているということを発見し、新たな価値観が根付き、親子の表情は明るくなりました。先生は加えて、
「いい所に光を当てると、その光は大きくなりますよ」
と仰いました。私はその言葉が、今日もぐっと胸に刺さったままです。

　いい所に光を当てると、その光が大きくなるように、願いを言葉にすると、その言葉が大きくなり、言葉通りの結果を招く。
　まさに　なすところの願いとして、成就せずということなし。
です。

未来に繋ぐ言葉の力

　言葉に願いを託して発すると、言葉が結果を招いてくれるのですから、ポジティブな言葉を心がけて使うことは、とても大切なことであると考えます。
　明るく前向きな言葉は、心身によい結果を招き、反対に汚い言葉やネ

ガティブな言葉を使うことは、心身に悪い結果を招きます。個人が集団に例えても同じことです。ホジティブな組織や仲間の中にいれば、自分もポジティブになりますし、後ろ向きである組織や仲間の中にいれば、発展は見込めません。人間は、同じような言葉を発し、同じような価値観のものが集まる傾向があると感じるのは、私だけではないでしょう。

　世の中に対し懸念が強まるのは、世の中にヘイトクライムがあふれていることで、その傾向が強くなっていること。ヘイトクライムのシャワーを浴びながら生活している私たちや、これから担う若者は、情緒と価値観が極端になっている気がします。人々の健康を願うならば、努めて明るい言葉や丁寧な言葉を使い、明るい社会であってほしいと願います。

看護管理者として目指すもの
～「実るほど頭を垂れる稲穂かな」

脳神経センター大田記念病院　長谷川理香

　この度、「言葉の持つ力」についての執筆依頼を頂いた時に、私自身にとって、どのような言葉が、私の源泉となっているのかを暫く考え続けました。私が今、看護師として働き続けている「源」は何であるのか？看護師としての使命感や達成感、やりがい、患者さんの回復過程が見える喜び、患者さんを取り巻く関係性の中でのチーム医療の面白さ等が挙げられます。

　今回、私自身が大きな影響を受けた「ある言葉」を取り上げ、自分の看護師としてのキャリアの歩みとともに、言葉の持つ力について考えてみました。

その言葉との出会い

　私は、1990年に、現在所属している病院へ看護学生として就職しました。就業しながら看護学校へ通学し、1996年に看護師免許を取得しました。免許取得後は、所属病院内で様々な部門を経験しましたが、20歳代から40歳までは、主に集中治療室部門で勤務しました。

　1999年に集中治療室の看護主任となり、生活面では同時期に結婚、2001年、2004年に出産を経験しました。子育てをしながら勤務を続け、2007年に集中治療室の看護師長、2009年に副看護部長になりました。

　現場での看護実践を重ねて行く中、2011年4月に、当時の看護部長から勧められ、福山平成大学大学院看護学研究科へ進学することになりました。進学する前に、当院の創業者である顧問より言われた言葉があります。顧問は、「長谷川君、実るほど、頭を垂れる稲穂かなと言う言葉が

ある。学業を修めることでどれだけ偉くなっても、この言葉を忘れないでくれよ」と言われました。当時の私は、仕事と育児と学業と、多くの課題を持ちながら進学が決定したこともあり、自分自身精一杯で、もし無事に卒業ができたとしても、私自身、変わることはないはずだけど、という印象を持つ程度でした。

この度、本稿のテーマを聞いたときに、当時顧問から言われたこの言葉を改めて思い出しました。私の看護としてのキャリア形成において、「実るほど頭を垂れる稲穂かな」という言葉に、大きな影響を受けてきたことに気づきました。

言葉の力　〜「実るほど頭を垂れる稲穂かな」〜

「実るほど頭を垂れる稲穂かな」という言葉は、辞書で調べてみると、詠み人知らずの詩であり、「人格者ほど謙虚であるという例え」、「稲が実を熟すほど、稲が垂れ下がるように、人間も学問や徳が深まるにつれ謙虚になり、小人物ほど尊大に振る舞うものだということ」、「偉くなっても初心を忘れずにいること」、「偉くなるほど頭を低くする」等々と記載されています。

１つのエピソードを紹介したいと思います。

病棟師長をしていた時に、患者さんのご家族から言われたことです。患者さんのご家族が来院した時に、これから退院の調整をしていくことを手短に伝えたところ、ご家族から強い言葉で言われました。

「その退院の指示は、医師の指示ですか、それともあなたの指示ですか。」

そのように言われて、私自身、とても驚きました。その時は、何気なく「いつもの業務」として、ご家族へ退院調整の説明をしたつもりでしたが、私の応対は、患者さんやご家族より随分と「高い目線」であり、患者さんのご家族がご立腹されたことで、その事実に気づきました。直

ぐに患者さんのご家族へ謝罪し、患者さんの経過を説明し、退院調整は医師からの指示であること、今後の方針を説明し、ご理解して頂くことができました。その出来事の後は、患者さんやご家族は常に弱い立場にあり、病棟責任者として、患者さんとご家族の代弁者となるよう、常に患者さんとご家族の目線にたった説明をするように心がけています。

　現在、私の看護部内での役割は副看護部長であり、部門の課題解決のために、今まで未経験である部門へ管理職として配属されることがあります。新しく配属となった部署においては、私は「新人」であり、知らないことが多いのですが、知らないことに対しては、他のスタッフに教えてほしいと素直に伝えています。意識しているのは、自分より若手の看護師や他の職種のスタッフに質問して、出来るだけ多くの会話を持つようにし、物事を教えてもらった時には、必ずお礼を伝えるようにしています。まずは「現場目線」に立って業務内容を理解し、課題や改善点を見出すようにしています。配属となった先の業務内容を知らずして、その部署の管理者を務め、業務を改善することはできないと考えているからです。

　2017年2月に、私は外来部門へ異動となりました。6年前に2年間の外来勤務経験がありましたが、その時代と比べると、病院の方向性も大きく変わり、外来と在宅部門との関係性や、結びつきがより重要になっていると感じました。受診してくる患者さんを「待つ」という診療スタイルから、自らが地域に出向いて行う診療が徐々に増え、外来部門の役割として、今後在宅部門との連携強化が不可欠であると感じました。

　そこで、今まで同じ法人内にありながら、直接的な連携があまりなかった居宅介護支援事業所、特に訪問看護ステーションとの連携を図るために、月1回のミーティングの開催を提案したところ、快諾してもらうことができました。このミーティングの参加者は、外来師長、病棟師長、訪問看護管理者、居宅介護支援事業所管理者、地域連携室長としました。ミーティング内容としては、まずはお互いを理解するため、それ

ぞれの業務内容や人員配置状況、各部署の今後の状況を報告し、外来診療に関する要望や、院内の地域包括ケア病棟におけるレスパイト入院患者さんの病床利用や利用の際のルール、共通するかかりつけ患者さん（特に神経難病患者さん）の在宅での生活状況などを共有することで、外来にいるだけでは分からなかった情報を得ることができました。お互いの問題点や課題等の情報を共有することで、病棟から在宅、在宅から外来、外来から病棟というように、それぞれの役割が明確になり、また「継続ケア」を目指す中で、「点と点」が「線」として繋がることができました。患者さんを中心とし、継続的に医療・介護を提供できる環境は、まさにこれからの社会が目指している「地域包括ケアシステム」であると思います。相互の患者情報を共有することで「継続ケア」へと繋がり、その繋ぎ役の要として担うことができる部門が、外来ではないかと考えています。月1回のミーティングを通して、顔が見える関係性を築くことができ、お互い同じ立場と目線で患者さんを支援するという目標を持つことができ、以前よりも連携がスムーズになってきたと実感しています。

　2017年4月には、当院の関連施設として、地域密着型特別養護老人ホームが開設しました。開設後、月2回の訪問診療を開始することになり、外来部門のスタッフにとっては、地域で生活する患者さんの支援のあり方を学ぶ機会となりました。それまで病院を主なフィールドとして看護を実践していた私たちは、病院がやっているような治療やケアが、施設側でもある程度は提供できるだろうと思っていましたが、実際に訪問診療に同行する中で、施設でできることと、できないことがあることに改めて気づかされました。地域の施設で患者さんが安心、安全な生活を続けるためには、調子が悪くなった時に、直ぐに当院に受診することができるよう、受け皿としての機能を強化しています。これから迎える少子化、超高齢化社会の中で、住み慣れた地域で、その人らしく人生の最後まで生活していくことができるよう支援するために、1人の看護師

として、患者さんを取り巻く人々と、同じ立場、同じ目線で携わっていくことを目指していきたいと思っています。

未来につなぐ言葉

　2013年、沢山の方々にご支援をいただき、福山平成大学大学院を無事に修了することができました。大学院在学中にご指導いただいた先生方との出会いは、病院看護に携わる私にとって、看護教育・研究分野でのエキスパートの方々との繋がりを持つことができたことが、何よりの収穫であったと思います。また、大学院卒業生の中には、市内の医療機関の看護師として活躍されている方が多く、院生の集まりの中で顔見知りになることができました。お互いの悩みや課題など話し合う機会も得て、病院間での情報交換をしたり、相互のネットワークを構築できたと思います。もしあの時の看護部長に勧められて大学院に行っていなければ、このような関係性を構築することはできなかったと思います。

　これから2025年に向けた地域包括ケアシステムは、「自助、互助、共助、公助」、それぞれの関係者の参画によって形成され、お互いに関係しながら、人々の生活を支えるシステムです。地域の実情に合わせ、発症から急性期、回復期を経て在宅に至るまで、患者さんの様態に応じた「切れ目のない医療」が提供できるネットワークを構築することが求められています。ネットワークを構築するために、顧問からもらった言葉により、看護師として役割がかわっても患者さんやスタッフと『同じ目線』に立つという意識付けができ、その結果、外来や在宅、施設など、いままで経験がなかったり、知らなかった世界にも自分から積極的に出向いて、彼らとフラットに情報共有することができ、それが結果として自分の目指す看護実践につながっているのではないかと思います。

　これから地域包括ケアシステムの構築が推進していく中で、橋本（2013）のエコーネットワークという人間社会の中における「響きあい繋

がる関係づくり」は、更に必要となることが予測されます。病院内そして地域との繋がりをより深めていくためには、1人の看護師として同じ立場、同じ目線で携わることを忘れないようにし、看護管理者として未来につなげていきたいと思います。

　この度はこのような機会を頂けたことに、寺岡整形外科　山下文子看護部長、福山平成大学　橋本和子名誉教授に深く感謝申し上げ、最後の言葉とさせて頂きます。

看護専門職としての「覚悟」

関西医科大学 大学院看護学研究科 博士後期課程　林　　由希

言葉との出会い　　何の覚悟もなく…

「大変な仕事を選んでしまいました……」

　看護師9ケ月目に、テレビのインタビューを受けたときの私の発言です。"地方から東京に出てきて、大晦日に働いている新人に密着する"という企画の番組でした。何の覚悟もないままにこの仕事を選んだということが一目瞭然の言葉で、今にして思うと顔から火が出るようです。

　看護師としての行為の大きさを実感したのは、夜勤を独り立ちした、就職3ケ月目の準夜勤務帯のラウンドの時のことです。廊下でメモを書いていると、10分前に訪室した3つ向こうの病室から、「カタカタ」と、今まで聞いたことのない音がします。その部屋の患者さんは、その日の午後に脳神経外科の手術があり、まだ眠っているはずでした。「失礼します」と声をかけてカーテンを開けると、全身のけいれん。慌てて先輩を呼び、指示を受けて救急カートを取りに行ったり、主治医を呼んだりしました。点滴をして落ち着いたところで、

「部屋にいなかったのに、よく気づいたな」

と主治医に言われ、"変な音"を確認しに行った自分の行為の意味に気づき、愕然とするとともに、怖くなりました。

　もし、私が、廊下の反対側の部屋に行っていたら、同じ側でももう少し離れた所にいたら、気づかなかったかもしれません。患者さんがけいれんとともに嘔吐していたら、長時間けいれんしていたら…。

　看護師はそれだけの、重たいことを引き受けている、ということを自覚した瞬間でした。これが、私が、本当に看護師をやっていけるか、そ

の覚悟を持てるのか、と考え始めたきっかけです。

言葉の力　　決まった「覚悟」

　覚悟も怪しい状態で日々の業務に追われ、もやもやとしたまま働く日々が、しばらく続きました。

　年が明けて、そのテレビ番組の放映を見たときに、自分の中でストンと落ちるものがありました。

　看護師は、自分で選んだ仕事だということを思い出し、自分を客観的に見ることで、改めて、

「この仕事をやっていこう」

と引き受ける覚悟は決まりました。覚悟ができて、気持ちも落ち着きました。その時その時で自分ができる一番のことをしよう。そして、一番のレベルを上げられるよう、日々勉強しよう。そう思えるようになりました。

　それから３週間ほどたった夜勤で、翌日に眼の手術予定がある患者さんを担当しました。深夜になっても眠れない様子で、

「明日の手術が気になられているんですか」

と声をかけると、

「少し前に他の病院であった、手術患者の取り違えのことが気になって。私もそんなことになったら、と明日の手術のことが心配です」

と話されました。

　気持ちを受け止め、改めて病室を出てから手術をして帰ってくるまでの流れを詳しく説明。それでも、"人がすることにはミスが起こる"という不安が拭いきれない様子だったので、視点を変えて、"患者さん自身でできること"を一緒に検討することにしました。

　手術室まで担当する病棟看護師はそれまでに担当したことがなかったので、看護師の名前を確認し、患者さんにも名乗ってもらい手術の内容

について話題にすること。そして、手術室に持って行く書類の名前を患者さんにも確認してもらうことになりました。手術室に入るときには、患者さんにも

「○○の手術をする○○です、宜しくお願いします」

と挨拶をしてもらうこと。手術室では主治医の顔を自分で確認してもらうことを考えました。

「看護師さんや先生を信用してない、と受け取られるのは困るの」

という思いもあったので、挨拶やちょっとした会話の中で自分の氏名や手術の内容を取入れる、ということで一緒に考え、30分ほど話をしました。翌朝は、晴れやかな表情で、

「あなたと話をした後は眠れたわ」

と言われ、実際に挨拶作戦をされたそうです。

　その後も、「確認して参ります」と患者さんをお待たせすることもありましたが、自分の言葉で伝えられることも増え、患者さんと心が通ったと思える時も経験し、ここまで看護師を続けることができました。

　あたりまえの事ではありますが、自分の勤務帯は自分が看る、責任を持って次の担当者に引き継ぐ、という覚悟を、これまでは通すことができました。

未来に繋ぐ言葉　　「覚悟」を実践するために…

　看護師として働く覚悟を決めてから、守っていることが2つあります。

　1つは、ベストを尽くすこと。その時々で自分ができる最善のことをするためには、患者さんに選択肢を提示して選んでもらったり、時には、今まで患者さんが経験したことのないケアを提案したりすることもあります。それには知識や技術の積み重ねや新しい情報の収集と、患者さんに信頼してもらうことが必要です。

2つ目は、ここぞという時には必ず自分で確認すること。新人の時に聞いたことのない音を確認したように、「あれ？」「何か変」と思うことは必ず確認や継続観察、他の看護師・専門職に相談したり情報共有したりしています。

　看護師6年目のときの「何か変」の正体は、患者さんのちょっとした変化でした。

　透析治療のために週3回会っている患者さん。その日も、体調やバイタルサインは変化なし。でも、
「おれ、今日、車こすっちゃって。こんなの初めてでさぁ」
と気落ちされていました。

　よく運転をされている人で、運転操作のミスというより、視覚（眼もしくは脳）に問題があるのではと考え、主治医にも確認してもらいましたが明らかな問題は見つかりませんでした。しかし、透析中の会話も、いつもとテンポが違ったり、使う言葉が違ったり。他の看護師や臨床工学技士にも確認してもらいましたが、こちらもやはり確証が持てませんでした。

　結局その日は、2日後の来院予定まで無理をしないこと、できるだけ単独行動をしないこと、いつもと違うと感じたら病院に連絡すること、という3つを約束して帰ってもらいました。

　特に連絡もなく、2日後に無事来院されましたが、
「かみさんにもなんか変って言われてさぁ」
と言われたので、検査をすると、小さな脳出血が見つかりました。

　幸い処置が早かったので、大事には至りませんでした。数日間入院し、すっかりいつものペースに戻られました。

　そのような、さまざまな経験を重ねて、看護っていい仕事だな、ずっと勉強し続けることができる仕事を選んだな、とも思えるようになりました。

看護師には、患者の一番そばにいる専門職だからこそできることがあります。これからは、労働人口減少の問題や地域医療を誰が担っていくのかという課題に加えて、ロボットやAIの発達もあり、今まではとはちがった看護サービスが求められることになると思います。新しいことを始めるにも、知識や経験に加えて「覚悟」が必要となります。看護職以外のケアの担い手との協働もより重要になることでしょう。

そのような時代に、看護師は専門職として、どんな「覚悟」を持って何を引き受けるのか。考え続けるとともに、一緒に考える仲間を増やしていきたいと思います。

「大変な仕事を選んでしまいました……」

今でも、相変わらずそう思う日々が続いています。もっとも、新人のころとはちょっと違う意味になっていると、自分では思っています。

引退するまで、この言葉に、正面から向き合っていこうと思います。

傷とともにその後を生きつづけること

大阪府立大学 非常勤講師　福若　眞人

傷に応える言葉を求めて

　傷や苦しみ、あるいは痛みを抱えながら生きるということ——そうした問題にいつから関心を抱くようになったのか、今では思い出すこともできないのですが、そのことについて足が止まってしまうことは、今でも少なくありません。傷や苦しみを負い、生きづらさを抱える人に、どのように応答することができるのか、悩んでは言葉を失ってしまう日々を繰り返してきたように思われます。想えば、曲がりなりにも研究活動をつづけてきた原点には、「傷に応えるための言葉を摸索したい」という思いがあったのかもしれません。

「問いを立てる」ための言葉との出会い

　傷に応えるための言葉——それを探すための方法がいくつかあるなかで私が選んだのは、思想・哲学のテクストを検討するという作業でした。抽象度の高い、難解なテクストと向き合うのは遠回りなことであって、それよりも現場で役立つ方法や技術を深めるほうが近道ではないか、と考える人もいるかと思います。確かに、１度はそういう選択をしようと考えた時期もありました。ですが、あえて遠回りをする道を選んだのは、応答するための「答え」を探る以上に、「応える」ことの前提となる「問い立てる」力をつけておくこと、そしてその力をつけるための言葉と出会うことが必要なのではないかと考えたためです。

　私の場合、縁あって出会ったのが、レヴィナス（Emmanuel Lévinas

傷とともにその後を生きつづけること　*151*

1906-1995）という思想家の言葉でした。後年に出された『存在するとは別の仕方で あるいは存在の彼方へ』（1974）などを中心に、彼の著作を読み進めるなかで、「他者」に応答する主体のあり方をめぐる問題について、これまで検討を試みてきました。レヴィナスは、他者のことを理解し、応答するという営みのなかで、他者の他者性を主体側の論理や思考のうちに回収しようとするはたらきを、暴力的であると捉えていました。そして、そうではない主体のあり方として提起したのが、「存在するとは別の仕方で」（autrement qu'être）と呼ばれるようなあり方でした。このあり方について、彼は次のように述べています。

　　存在するとは別の仕方では、語ることのうちで言い表されるが、語ることはすぐさま語られたことと化すため、存在するとは別の仕方でを語られたことから引き剥がすためには、存在するとは別の仕方でを言い表す語ることは、語られるとともに語り直されなければならない。（Lévinas 1974＝1999：8＝31、傍点は原著イタリック）

ここで述べられている「語られたこと」（le dit）とは、私たちが日常的に用いている意味づけられた言葉のようなものを指しています。他方、「語ること」（le dire）は、そうした「語られたこと」の前提、あるいは根底にある言葉のようなものを指し、意味を新たに生成する力を有しています。「存在するとは別の仕方で」という主体のあり方は、日常的な言葉としての「語られたこと」ではなく、意味を生成する「語ること」のうちに表れるというのが、彼の思想における重要な観点の1つでした。そして、そのようなあり方が立ち現れるためには、「語られたこと」から「語ること」への「語り直し」（se dédire）が絶えず求められることになるのです。別の言い方をすれば、「語られたこと」に対する「問い」を幾度も向け、「語ること」へと曝されていくという応答的な試みが、主体に求められることになるのです。

傷をなかったことにしないための「語り直し」

このような「存在するとは別の仕方で」という主体のあり方、そうした主体のあり方に基づく他者への関わりのために、後年のレヴィナスは、「身代わり」や「曝露」といった、一見すると過激な言葉を用いるようになります。ですが、それらは「実現することはないが想定することはできるという極限値における人間の可能性」（村上、2013、35頁）を摸索する過程で扱われていたものでした。傷や苦しみについて考えるにあたっては、確かにそうした「極限値における人間の可能性」に迫らせるような言葉の力が必要となる場合もあるでしょう。

とはいえ、常にそのような言葉ばかりに晒されていると、身も心ももたなくなってしまうことは容易に想像がつきます。現に、レヴィナスのテクストを読みつづけることは、私自身にとって決して生易しいことではありません。それゆえ、時には彼以外の言葉を探し求めることもありました。

そのなかで出会った著作の１つに、宮地尚子の『傷を愛せるか』（2010）があります。本作は『環状島＝トラウマの地政学』『トラウマの医療人類学』など、トラウマに関わる論点を提起してきた宮地が、「傷を抱えながら生きる」ということについて、「学術論文ではこぼれおちてしまうもの」をすくいとろうとした作品であり、旅先での出来事や映画、アートを交えながら論じられています。表題にもなっている「傷を愛せるか」という論考では、ベトナム戦没者記念碑を起点に、傷の記憶が抹消されることへの「別の仕方」が、天童荒太の『包帯クラブ』を手がかりに摸索されています。そして、宮地は論考のなかで２度、次のような同じ言葉を記しています。

傷がそこにあることを認め、受け入れ、傷のまわりをそっとなぞること。身体全体をいたわること。ひきつれや瘢痕を抱え、包むこと。さ

らなる傷を負わないよう、手当てをし、好奇の目からは隠し、それ
でも恥じないこと。傷とともにその後を生きつづけること。（宮地、
2010、165〜166、167頁）

　傷をなかったことにする、あるいは、何か別の意味づけをしてしま
う、そのどちらでもなく、傷をそのままのかたちで受け容れること。宮
地が示唆するこのような観点は、「自然が病気や傷害を予防したり癒した
りするのに最も望ましい条件に生命を置く」ことを看護の役割と位置づ
けていたナイチンゲールの観点を想起させます。傷を負う以前の状態に
戻ろうとするのではなく、傷とともに生きていくための条件に、被援助
者たちの生命を置こうとする言葉。そうした点を考慮すると、「傷とと
もにその後を生きつづけること」という「傷に応えるための言葉」は、
単に被援助者のみならず、援助者が被援助者に関わるなかで感じること
のある苦しみ（サファリング）をも、エンパワメントする力を秘めてい
るのではないかと思われるのです。

問いを立て、傷に応えることへの学びに向けて

　では、看護に携わる者の人間形成において、こうした言葉に触れ、「問
いを立てる」ということを、どのようにして採り入れていくことができ
るのでしょうか。いつ、どの場面で、どのような言葉を以て、看護学生
や看護専門職者たちが向き合うことができるのでしょうか。しかも、一
方的な伝達に留まったり、強制的に教え込んだりするという形ではな
く、看護者自身が自分事として問いを立てられるようになっていくに
は、どのような工夫が必要になるのでしょうか。

　もちろん、人によっては、実際の被援助者との出会いをきっかけに問
い始めるという場合もあり得ますし、考えることに縁がないまま時を重
ねていく、あるいは考えることをあえてしないことで看護という営みが

続けられるという場合も考えられるでしょう。ただし、援助者が問いや言葉に向き合わないことによって、被援助者が「さらなる傷を負う」ことは、避ける必要があるはずです。それゆえに、「問いを立てる」言葉と出会い、語り直すことができるような条件が、看護の研究・教育に携わる者、現場に携わる者にとって整えられていくことが重要となり、そうした学びの機会や条件をいかに豊かなものにしていくことができるかが、看護という営みの質を左右することになるのではないでしょうか。

　傷とともにその後を生きつづけること——それは、決して被援助者だけの問題ではなく、援助者に差し向けられる「問い」でもあり、その応答の途へと誘う言葉として、私たちを触発し、新たな「語り直し」を求めているのです。

参考文献

1 ）Lévinas E.（1974）*Autrement qu'être ou au-delà de l'essence*, La Haye, Martinus Nijhoff.＝合田正人 訳（1999）存在の彼方へ、講談社学術文庫

2 ）宮地尚子（2010）傷を愛せるか、大月書店

3 ）守屋治代（2016）「看護人間学」を拓く——ナイチンゲール看護論を再考して、看護の科学社

4 ）村上靖彦（2013）レヴィナス——壊れものとしての人間、河出書房新社

5 ）浮ケ谷幸代編（2014）苦悩することの希望——専門家のサファリングの人類学、協同医書出版社

看護師を目指した時の教師からの一言

福山平成大学 看護学部看護学科 講師　藤井小夜子

1．言葉との出会い

　私は看護師を目指し、短期大学に入学しました。そこで3年間、薫陶を受けたA先生に私はその後の人生を決定づける言葉を掛けられました。1年生の時は高校時代と違って勉強も難しく、なかなか合格点がとれませんでした。まったく知らない専門用語を理解することに苦労していました。その時A先生に言われた言葉を今でも忘れることはできません。看護師の道がきびしいことを思い知らされる言葉でした。
「知識がなければ患者を殺すことになるのよ。勉強しない人は看護師にならなくていい。」
　この言葉はどのような言葉より私の心に残りました。その通りでした。患者の命を守らなければならない看護師に知識がないことで患者の命を脅かすことがあってはならないのです。
　「分からないこと」は直接患者に影響を与えてしまうのです。私はそれから必死に勉強しました。分からないことは徹底的に調べ、実習では患者の病態について、直接医療従事者に聴いて理解していきました。患者の病態を理解してから看護を実践すること、根拠を持って看護実践するため、それは必要不可欠なことです。分からないことは必ず調べることや確認することはその後看護師になっても怠ることはありませんでした。
　ここで、私の短期大学時代、臨地実習での経験を述懐したいと思います。
　慢性腎不全で血液透析をされている患者Bさんを受け持ちました。食

事を見た時思わず、「美味しそうですね」と言いました。その時Bさんは、

「じゃあ食べてみる？僕の病気が説明できるようになってから来てくれる？」

と言われました。受け持ちを拒否されたのです。私は慢性腎不全について一から勉強し直しました。分かっているつもりになっていただけで何も分かっていなかったのです。学内で調理実習もやって、味がついていないこともよく知っていたのに患者にとんでもないことを言ってしまいました。後悔ばかりでした。次の日Bさんの所に行き、昨日の事をお詫びした上で慢性腎不全について説明しました。Bさんは黙って聞いていました。

「僕の病気は治らない。透析をしないと死ぬんだ。食事も美味しくないけど食べないといけない。分かるか？」

と言われ、「よくわかります」と答えました。

　透析食は味がないのです。そこで、見た目だけでも美味しく見せる工夫がされていました。血液透析している人は食事療法を守らなければ、合併症が発生し、命に関わることになるのです。血液透析を継続していくために日常生活の自己管理が必要となります。中でも、人間の欲求の１つである食欲については食事の制限を余儀なくされることはとても辛いことです。

　教員から言われた知識を持つことは当然であり絶対に必要不可欠なことですが、それだけでは患者に行き届いた看護が行えないことが、看護師としての日々の経験を通じて分かっていきました。

　まず大切なことは患者の気持ちに寄り添うことです。患者の気持ちになって考えてみると、辛くきびしい状況が見えてくるのです。その上でどのような言葉を患者に投げかけるのかを考えないといけません。何年、何十年経っても「この言葉がベスト」というものはありません。

　患者は１人ひとり違うのです。人は同じ言葉を投げかけても受け取る

人によって受け止め方が違うのです。だからマニュアルはありません。マニュアル通りにすれば失敗しない…とはいかないのです。常に目の前におられる患者の気持ちになって接することです。言語だけでない非言語の表現も用いながら、言葉を選んで伝えてみます。どんな反応があるのか、その反応をしっかり受け止めていくことがとても大切であると学ぶことができた時代でした。

2．言葉と教育の現場

　臨床から教育の場へと仕事が変わりました。現在、大学では平成生まれの学生たちが学んでいます。

　昭和生まれの私は学生時代に教員にも臨地実習指導者へもきびしく指導されてきました。現在は頭ごなしに叱りつけない手法が求められています。傷つきやすい人が増えたことやハラスメント規制が強くかかってきたことで、世の中全体が「ソフト」「優しく」の方向に流れています。このことは教育界においても同様であるといえます。

　行動変容してほしい時、きびしい言葉を使ってしまうと学生には受け容れられません。先生の言うとおりだとは思われないのが現実です。

　行動変容をしてほしい時の言葉とは心に響く言葉を投げかけることですが、心に響く言葉は胸に食い込んでくるような言葉であり、本質を突く言葉はきついし、強烈になります。まさしく短大時代のＡ先生の一言は本質を貫くきつい言葉でした。ただし、その言葉には相手への愛情が感じられました。真に学生のことを思わなければ口に出ない言葉であることが、Ａ先生の立場となった今の私には分かります。しかし、同じ言葉が現代の学生に届くでしょうか。言葉をかける相手の状況を理解することは大切なことです。

　あるとき、臨地実習で実習指導教員として学生指導をしていたら学生から突然に質問されました。どうしたのか聞くと、臨床の指導者から質

問されて答えられなかったとのことでした。すぐに答えを教えても学生のためにはならないと考え、まず自分で調べるよう促しました。調べてきたら答えを尋ね、正しく理解できていればそのことを伝えますが、理解不足があった時のため調べ方や資料を準備しておきます。正解を説明しながら、時間を要しても自分で調べることが大切であることも説いていきます。その過程こそが最も実力を養うことになり、それを繰り返すことで知識は自分のものとなっていくのです。まさに、

「教えてもらうことは有限であり、自分で調べることは無限の可能性をもっている」

のです。地道な学習が最終的には国家試験合格に繋がり、看護師の免許を手に入れることになるのです。

　しかし看護師に求められていることは、知識だけではありません。

　患者の高齢化が進んでいる現在、よりきめ細やかな対応が必要であり、患者の気持ちになって対応することが求められています。

　かたや世に出ていく新任の看護師たちは学生時代の交友関係も自分と気が合う友人に限られ、励まし合い、癒しあう環境で育ってきました。優しく背中を押され続けることに慣らされています。SNSなどを通じたインターネット上の交友も同じく、浅くゆるく励まし合う関係です。攻撃的な人や嫌な人はすぐに関係を断てばいいのです。

　患者は癒してくれる人ばかりではありません。中にはきびしいことを言う人もいます。そのような患者を受け持つことになっても自分から関係を断つことはできません。そして辛い時に何でも相談できる友だちもいないのです。挫折に弱い現代の若者の実像が垣間見えてきます。看護師の早期離職の原因のひとつではないかと思われます。

3．言葉とこれから

　齋藤孝先生は著書『折れない心の作り方』の中で

「大人は、子どもや若者に対して、本気の親身な、熱い言葉を積極的に投げかける義務がある。褒めるときは大いに褒める。叱るべきときはきっちりと叱る。そんな当たり前のことが大事だと思う。」と述べています。

昭和の時代、学生だった私たちは褒められる時も本気で褒められましたが叱られる時に本気で叱られながら育ちました。

褒められることはあまり記憶していませんが、叱られたことはよく覚えています。叱ってくれる人がいたからこそ、行動変容できたと思っています。

だからこそ、教育者となった今、私は学生たちに愛情をもって叱り、褒めていくことが何より重要ではないだろうかと感じています。

たとえ今すぐには分かってくれなくても、いつかきっと分かってくれると信じていきたいと思います。

最後に、今社会問題となっている風潮ですが、ネット上でバッシングする人たちに一言、所感を述べたいと思います。

顔も見られることはなく、責任が問われない立場で他人を罵倒する人たち。彼らには、それが卑怯な行動であることを認識してほしいと思います。

看護師を目指す学生たちは自分の意見を正々堂々と言える人になってほしいのです。そのために多くの言葉を身に付け、人と対面して語り合えるようになってくれることを願います。

看護師は人を対象にする職業であり、言葉のやりとりができなければ務まらない職業です。コミュニケーション能力は絶対に必要な能力であると認識し、知識の修得と合わせ、この能力が身に付くよう努力してもらいたいと切に願うばかりです。

あの時の、あの人の、あの一言

医療法人社団宏仁会 寺岡整形外科病院 看護部長　山下　文子

言葉って・・・・

　言葉という漢字は当たり前のように使っていますが何故「葉」の文字を使うのでしょう。

　「葉」は「草かんむり」と「世」と「木」に分かれます。

　「世」は、分かれた木の枝に芽が出ている形です。

　その「世」に「木」が重なり、新しい芽が３本のびた形に「草かんむり」を加えたもの、つまり木の枝の上にあるものが「葉」です。

　木の枝の上に出る「葉」は薄いものなので、「葉」は『ほかの薄いもの』の意味にも使われています。

　１本の木を見た時、根っこは、その人の考え方や心の目に見えない部分、幹は身体やその人の器、枝・葉は外部への行動と交流で「葉」は、交流を表していると考えます。

　自然界で葉は、水分（蒸散）や気体（光合成、呼吸）の出し入れの役割をし、新しく芽生えた葉が、徐々に古くなり、やがて枯れ、また次の年には、新緑の若い葉が芽生え年々と成長します。

　私達の言葉も、その時々に合った言葉を世の中に発していくことで木と同じように自然と成長していくのだと考えます。

1. 言葉との出会い　　　大切な言葉

一期一会という言葉があります。

寺の街、尾道は町の中心に千光寺山があり、この山から尾道水道にか

けて東西に細長く伸び、よく"ウナギの寝床"と表現され、海と、坂と、山の街として観光案内されています。この寝床には多くのお寺が存在し幼少期を尾道で過ごした私は祖母に連れられ、お寺参りをよくしたものです。いつも行くお寺の本堂に、この言葉がありました。意味も分からず、読めもせず、でも何故か気にかかり、いつも見あげている私を見て話していただけたのがこのお寺の和尚さん・・

　それは、"人との出会いは一生に一度の事だから、今日会えたことは御仏に感謝することなんだよ。"と・・いつもは気にもせず、忘れている一期一会が自分の人生の岐路で時として思い出され、あの時の、あの人の、あの一言が無ければと想う機会が幾度もありました。

　「広辞苑」には、「一期一会」の意味は、『生涯にただ一度まみえること。一生に一度限りであること。』と掲載されています。

　この一期一会の言葉は茶道から来た言葉だと聞きます。お茶会において、同じお茶会は今後することはできない。だから今日の、この１回を大切にしよう、「日常のひと時、ひと時も大切にする」という意味を指すことが多いようです。人との出会いは大切であり、経験や楽しい時間は戻ってはきません。常に「今」を、この一瞬一瞬を大切にしながら生きようという考え方を含んでいるように想えます。

　30歳を過ぎた頃、ある病院の看護部長にと声がかかりました。管理者として専門的な学びを受けたことも、知識を深めたことも無い私に突然の誘いでした。周囲の仲間から背中を押され引き受けたことが看護管理者への第１歩です。

　私はこの頃から、「為せば成る　為さねば成らぬ　何事も　成らぬは人の為さぬなりけり」を自身の座右の銘として大切にしています。

　「為す」は、行動することを表し、「成る」は、実を結ぶ、成功することを表しています。行動を起こせば実を結ぶ（成功する）が、行動を起こさなければ実を結ぶ（成功する）ことはない行動を起こすことの大切さを教えています。

人は過去も未来も生きることはできません。常に「今」という時間を生きるしかなく、過去の事や、未来に不安ばかりを気にしていては今を生きることはできません。

「一期一会」は、人の人生において一生に一度限りであることを教え、「為せば成る 為さねば成らぬ 何事も 成らぬは人の 為さぬなりけり」は夢に向かって具体的に行動を起こした人だけが、夢を実現でき、頭の中で考えているだけ、思っているだけでは、夢は夢のままで終わってしまう。行動を起こすことの大切さを教えてくれました。

２．言葉の力　　　あるシスターとの出会い

幼いころ偶然手にした１冊の絵本、心に残り、忘れられず、戦地でのフローレンス・ナイチンゲールの活躍に憧れ、なんの覚悟もなく周囲の反対の中、40数年前看護という職業を選びました。

高校３年生の夏、自身の英語力を確かめたく日常会話は英語だけという経験をしました。

その病院は、神戸在住の外国人を対象としたカトリックの病院でした。外人病棟は、内科系・外科系の混合病棟で手術前・後の患者と慢性期の患者が混在している何でもありの病棟でした。主治医は院外にクリニックを持ち継続治療の必要な患者を紹介・入院し回診にやってくるというオープンシステムの病院です。

すべての環境がそれまでとは違い、日々神への感謝の想いを前面に出し、神に見守られ、神と共に１日を過ごし、十字を切ることからケアがスタートするという医療の現場でした。

言葉のハンディーと環境になれず、オタオタしている私に、担当のシスターから教えられた一言は「朝起きて、顔を洗って、つける化粧水は思いやり、其れからつける乳液は微笑み、ニッコリ笑った笑顔を鏡に映し、最高の笑顔でベッドサイドに行きなさい」と・・・シスターはイタ

リア人で自身も言葉のハンディーがあるなか、何時もニコニコと最高の笑顔で患者に接していました。

ある終末期患者のベッドサイドに訪室したとき、入るや否や、弱弱しい、か細い声で "When I looked at the sister's face, the pain became easier." を聞くことが出来ました。さっきまであんなに苦しみ、痛みを訴えていたのに・・・ふしぎな感情を時として想いだします。

患者との信頼関係がなせる業か、宗教心の強さなのか理解できないまま、数日後、彼女は遠い異国の地で亡くなられました。

担当のシスターは、いつもと変わらず微笑みながらベッドサイドに行き "Good morning. The weather is good today, too. How are you feeling?" 流暢な英語で1人ひとりの患者に優しく接している姿は、私に見せた看護の原点かもしれません。

夏休みが終わり病院での生活が終わる日、シスターと交わした約束は、"Be a nurse who will not forget the compassion and smiles" と…。

ほほえみとは、声をたてずに、ニコリと笑うことで人間の表情のひとつとされ、嬉しさの表れであったり、好意の表現や、敵意を持たないことを表現するために使われると思います。 誰かが近くで楽しそうにしていると、不機嫌であってもついつられて微笑んでしまう事がよくあります。シスターとの出会いから50年近くなります。あの時の、シスターの、あの一言を、交わした約束は忘れられることはなく、ニッコリ笑った微笑みを鏡に映し患者やスタッフとの会話を日々楽しんでいる今の私です。

3．未来につなぐ言葉　　管理者が発する言葉の重み

看護管理者は与えられた業務の範囲内で方針を明確に示し、伝え、最終責任を負わなければなりません。管理者として発する言葉には重みと責任があります。管理者の「その一言」で人は一喜一憂し、相手の思考

をかえ、行動にも影響を与える事が出来ます。

　孔子の教えの中に「九思一言」という言葉があります。管理者は一言いうとき９回考えてから発しなさいという教えです。一時の感情にとらわれず、冷静に考えるのが管理者であると孔子は教えています。

　変わりゆく医療業界の中で自身の考えや行動などをかえりみ、自己観察し、管理者のぶれのない言葉は重要です。
「為せば成る　為さねば成らぬ　何事も　成らぬは人の　為さぬなりけり」
の精神で、なんの覚悟もなく周囲の反対の中、40数年前看護という職業を選びました。この道は決して平坦ではなく、引くに引けず崖っぷちに立たされたことも、現状から逃げ出したくなったことも幾度となくありましたが、為せば成る　為さねば成らぬ何事もの精神で立ち向かい、周囲の仲間に助けられ大きな事故無く40年以上ナースキャップを被り、看護師のユニホームを身に着け、一期一会の出会いとその一瞬を楽しみ、大切に今も看護管理者として看護に精進しています。

若者のコミュニケーション能力を向上するために必要なこと～言葉の持つ力を土台とした～

安田女子大学 看護学部看護学科 助教　山本久美子

　現代の情報社会では、様々な方法によって言葉が溢れています。私たちは、直接コミュニケーションをとらなくてもネットやSNSといったソーシャルメディアの中で交友関係を構築できます。そのような環境の中では、言葉が乱雑に使用され、言葉の暴力によっていじめやハラスメント、様々な問題が起きている現状があります。若者の場合は、コミュニケーションをとるとき、単語で済ませる傾向があり、「やばい」「うざい」などで済んでしまいます。このような単語の表現では、細やかに捉えられず、マイナス面に捉えがちになります。私は日頃学生に、メールなどの文章だけでは伝わらない相手の目（患者さん）を見て話すことは、とても大切なことだと教えています。

　私は、看護系大学の教育に携わり、3年目となりました。私が看護師になったきっかけは人と接する仕事に就きたいことでした。看護師で働いているとき、コミュニケーションは、その患者さんの人生経験や、その人が思っていることなどを知る手立てで、自分自身がとても勉強になりました。患者さんとコミュニケーションを取ることは、そんなに苦痛ではなかったように思います。教員となり自分が、学んできたことを教えるにあたって、やはりコミュニケーションは、取れなければ話にならないというか取れて当然のように思っていました。しかし、私が、学生と共に病院の実習に行くと学生は、患者さんとのコミュニケーションに戸惑い、何も話せなくなることが多くありました。学生に理由を聞くと多くの学生は「何を話していいかわからない」「言葉がでてこない」といったことでした。私は、事前に何を話そうか学生と、決めていたにも関わらずなので唖然としました。そのような状況の中、私はコミュニ

ケーションが苦手な学生と共に、何度も患者さんのもとに通い、コミュニケーションを取っていきました。実習が終わるころ、学生もようやく独り立ちし患者さんの基に伺ったとき、「ありがとう、立派な看護師になってね」と言われとても、喜び、看護師になりたいと再確認したようでした。やはり、私もそうでしたが、患者さんの「ありがとう」という言葉が一番嬉しかったように思います。その言葉で気持ちが救われ、頑張ろうと思う気持ちがあふれ出たように思います。そして看護師になってよかったと思ったものでした。

　「言葉の持つ力」を、改めて考えてみると、言葉には様々な力があるように思います。言葉は、使用者に拠らない言葉自体の力と、人に伝える言葉自体が人の心までも動かすという力があると思います。人に伝える言葉の中には、何気ない一言で相手を傷つけてしまったり、喜ばせたりしています。「言葉の力」をきちんと認識しておかないと、人の心を良い方へも悪い方へも導き動かすことがあるということになります。また、人は、他の人から同じ言葉を言われて何も思わなくても、自分の関心のある人から言われると、傷ついたり、喜んだり気持ちが左右されます。私たち看護師にとって、患者さんの「ありがとう」は、どんな言葉より励みになります。私は、患者さんから学生に「ありがとう」を沢山言ってもらえるような実習にしていきたいと思います。

　教育は、"教え育てること""人間に他から意図をもってはたらきかけ、望ましい姿に変化させその価値を実現させる活動"といわれるように、学習者をある意図に基づいて変容させることを目的としていると述べています(田島)。そのため教員は、学生が、看護師に変容させるために働きかけなければなりません。また看護師は、人と接する職業であり、人とのコミュニケーションは、必然です。私は、学生のコミュニケーション能力を向上するためには、どうすれば良いのか、考えてきました。実習前に、コミュニケーションの取り方について、一通り、教授して毎回実習に望んでいます。それでも、毎回同じことが起きています。学生指

導において、学生の反応を逐一観察しその反応により、指導方法を変えていくことが教員には、求められると古橋は述べています。学生のレディネスにより、一人ひとりに合わせた教授の仕方を取る必要性を感じています。「何を話していいかわからない」「言葉がでてこない」といった学生に対し、会話のきっかけになる話題を考えておくことも一つの方法であり、そのきっかけをさらに具体的に示さないとだめだったのだと感じました。さらに学生の反応を観察し、コミュニケーションが苦手である学生を、いち早く見つけることも大切だと思いました。コミュニケーションスキルを向上するために学習者がある役割を経験したり、その役割を実際に演じてみるロールプレイングという方法があります。また、ディスカッションやカンファレンスといった発言の場をつくり、コミュニケーションスキルを向上する方法もあります。

　今の若者は、コミュニケーション能力がないと言われています。内閣府が、15歳から29歳までの男女6,000人を対象に「子供・若者の意識に関する調査」を行ったところ、6割以上が「インターネット空間」を自分の居場所と感じている、ということが報告されています。それらの結果から考えると、若者が対面でコミュニケーションを行うということが苦手なのだということが理解できます。それらに加え、現代社会では核家族が多く、様々な年代の人と関りを持つことが少なく、話す機会も少なくなっているため、同世代以外の人とのコミュニケーションが取れにくくなっています。

　厚生労働省の今後の看護教員のあり方に関する検討会報告書のなかで、看護教員に求められる能力にコミュニケーション能力とあり、学生のみならず教員にもコミュニケーション能力が求められています。教員は学生に、教育的視点や有する知識を正確に伝える能力の他に、学生同士のコミュニケーションを支援する能力が求められています。そのためには、教員が自らロールモデルとなり、学生に示すことが、必要だと考えます。講義などの教員中心の教授スタイルは、コミュニケーション能

力を向上させる妨げとなり、学生同士発言の場を持つ機会が必要となるのではないかと考えます。加えて、様々な年代の人とのコミュニケーションが図れる機会を設けることが、必要だと考えます。さらにコミュニケーション能力を向上するにあたって、語彙力がないと会話が成り立たないので、土台となる「言葉」の育成が必要なことだと考えます。

　例えば、太田は、日本語と英語を比べると、固有名詞以外では英語と日本語とは１：３〜５程度の対応があり、英語の単語はそれだけ１つの言葉の持つ意味の範囲が広いと述べています。日本人の頭では「メモ」「紙幣」「音符」は全く異なる概念ですが、アメリカ人は「note」１語でこれら３つの概念を理解します。このように日本語は、物事を表現する細やかさがあり、具体的な中身を細かく言わないと、相手に伝わらないため、いろいろな言葉を知らないと使えません。多くの言葉を学び、語彙力を高め、きめ細やかに表現すれば相手に認識を成立させることが出来ます。つまり私達は、たくさんの言葉を習得すれば、きちんと認識する、きちんと判断する、きちんと思考することができます。言葉は認識、思考、判断の道具であり、その土台の上でコミュニケーション能力が養われます。看護師は、患者さんやその家族による情報収集、医師や医療チーム内の情報共有のためコミュニケーションが必要となります。私達教員は、語彙力の乏しい、コミュニケーションがはかれない学生に、言葉の力を習得するよう導かなければなりません。

　今後も、コミュニケーションが苦手な学生を指導するにあたって、患者さんから「ありがとう」と言ってもらえる看護師になれるよう導いていきたいと考えています。まずは、先生という字のように先に生きるつまり、私が培ってきたコミュニケーション能力を自ら示していくことが必要だと考えます。

【引用・参考文献】

1）内閣府、子供・若者の意識に関する調査（平成28年度）（平成30年12月9日閲覧）

2）総務省、平成27年度版情報通信白書コミュニケーション（平成30年12月9日閲覧）

3）田島桂子（2007）看護教育評価の基礎と実際、医学書院

4）厚生労働省、今後の看護教員のあり方に関する検討会報告書

5）古橋洋子（2013）看護教員ハンドブック、医学書院

6）キャスリーンB．ゲイバーソン、マリリンH．オールマン（2008）臨地実習のストラテジー、医学書院

7）小山眞理子（2003）プリセプター・臨床指導者のための臨床看護教育の方法と評価、南江堂

JCOPY 〈(社)出版者著作権管理機構 委託出版物〉

本書の無断複写（電子化を含む）は著作権法上での例外を除き禁じられて
います。本書をコピーされる場合は、そのつど事前に(社)出版者著作権管
理機構（電話 03-5244-5088、FAX 03-5244-5089、e-mail: info@jcopy.or.jp）
の許諾を得てください。
また本書を代行業者等の第三者に依頼してスキャンやデジタル化するこ
とは、たとえ個人や家庭内での利用であっても著作権法上認められてお
りません。

「**看護者に期待されるもの**」シリーズ①
言葉の持つ力

2019 年 5 月 25 日　初版発行
2021 年 3 月 16 日　第 2 刷発行
2023 年 3 月 10 日　第 3 刷発行

監　修　山下　文子

編　著　橋本　和子　　荒井　葉子

　　　　木下八重子　　木宮　高代

　　　　久木原博子　　田村　美子

発　行　**ふくろう出版**
　　　　〒700-0035　岡山市北区高柳西町 1-23
　　　　　　　　　　友野印刷ビル
　　　　TEL：086-255-2181
　　　　FAX：086-255-6324
　　　　http://www.296.jp
　　　　e-mail：info@296.jp
　　　　振替　01310-8-95147

印刷・製本　友野印刷株式会社
ISBN978-4-86186-750-7 C0047　ⓒ2019
定価はカバーに表示してあります。乱丁・落丁はお取り替えいたします。